Monika Aly, Anja Werner, Anke Zinser

Spielen ist Lernen

Monika Aly, Anja Werner, Anke Zinser

Spielen ist Lernen

Anregungen zur Frühpädagogik in Kindergruppen

Pikler Gesellschaft Berlin

2. Auflage, Oktober 2019

Postadresse und Vertrieb: Wartburgstr. 18, 10825 Berlin
www.pikler.de

ISBN 978-3-9808431-5-7

Redaktion: Götz Aly
Herstellung, Satz und Gestaltung: Eberhard Delius, Berlin
Lithografie: Reihs Satzstudio, Lohmar
Druck: Arnold group, Großbeeren

Inhalt

Vorwort

*Anna Tardos**

Mit Freude empfehle ich dieses Büchlein all jenen Leserinnen und Lesern, die sich dafür interessieren, wie sich das freie Spiel von Babys und Kleinkindern entwickelt. Das geschieht auf individuell unterschiedliche Weise und in vielen kleinen Stufen. Die Autorinnen, die über einen vielfältigen Erfahrungsschatz verfügen, lenken den Blick auf die unscheinbaren, oft übersehenen Entwicklungsschrittchen. Damit geben sie Krippenpädagoginnen und -pädagogen wichtige Hilfen, die ihnen anvertrauten noch sehr kleinen Kinder in ihrer Spielentwicklung zu unterstützen.

Dazu gehören viele konkrete Ratschläge zur räumlichen Gestaltung, zu entwicklungsentsprechenden Spielzeugen und zur Rolle der Erwachsenen. Die Autorinnen geben Empfehlungen, wie für Krippenkinder in der Gruppe ein Rahmen geschaffen werden kann, in dem sie ihre individuellen und selbst gewählten Aktivitäten in aller Vielfalt, entsprechend ihrem Alter beziehungsweise ihrer Reife entfalten können.

Die Frage, wie friedlich und abwechslungsreich Kinder in der für sie nicht immer leichten Gruppensituation spielen, entscheidet sich vor allem daran, inwieweit sie sich sicher fühlen, ihre Grundbedürfnisse erfüllt werden und eine gute und vertraute Atmosphäre gewahrt wird. Erst dann können sie sich emotional, kognitiv und sozial gut entwickeln. Das vorliegende Buch gibt praktische Hinweise dazu, wie freies und ungestörtes Spiel in Kindergruppen am besten ermöglicht werden kann und welche wichtigen Aufgaben den Pädagogen und Pädagoginnen daraus erwachsen.

Für das Säuglings- und Kleinkindalter ist eine intensive und permanente Entwicklung kennzeichnend. Die Kenntnis dieser Reifungsprozesse ermöglicht es, den nächsten Entwicklungsschritt vorherzusehen und auf dieser Grundlage die angemessenen Voraussetzungen für die Spielaktivitäten der Kinder zu schaffen. Das erfordert Wissen und Erfahrung, umsichtiges und genaues Beobachten der Kinder in ihrem Tun. In der Krippe und auch in Tagespflegegruppen sind häufig viele Kinder im selben Raum oder Gartenbereich aktiv. Es ist besonders wichtig, dass jedes einzelne Kind die unterstützende, hilfreiche, wenn nötig tröstende Anwesenheit des Erwachsenen spürt. Dies zu erreichen, ist eine wahrhaftige Kunst.

Ich möchte meiner Hoffnung Ausdruck geben, dass dieses Buch, das nützliche und wertvolle Kenntnisse vermittelt, nicht in der hintersten Ecke des Bücherregals verschwindet, sondern von möglichst vielen Krippenpädagoginnen immer wieder in die Hand genommen wird. Sie können daraus viele Ideen und Anregungen gewinnen, um das Spiel der ihnen anvertrauten Kinder zu fördern, um diesen, aber auch sich selbst, möglichst viel Freude zu bereiten. Welch eine Freude ist es doch, unter selbstvergessen und friedlich spielenden Kindern zu sein, was für eine Freude ist es, die uns anvertrauten Kinder über ihr Spiel besser, tiefgreifender kennenlernen zu dürfen.

Budapest, März 2017

* Anna Tardos ist Kinderpsychologin. Von 1998 bis 2011 war sie Direktorin des Pikler-Instituts in Budapest. Bis heute ist sie als Forscherin, Autorin und Vortragende international aktiv.

Krippe, Spiel und Bewegung

Die Mehrzahl der Kinder unter drei Jahren wird heute institutionell betreut, sei es in Krippengruppen oder in der Kindertagespflege. Da über die Spielentwicklung im Baby- und Kleinkindalter zwar viele theoretische, aber wenige praktisch orientierte Arbeiten vorliegen, wollen wir in diesem Heft von unseren konkreten Erfahrungen berichten. Im Spiel entdeckt das Kind die Welt, lernt durch Versuch und Irrtum und entwickelt sich so kontinuierlich weiter. Diese Selbstbildungsprozesse sind in der pädagogischen Forschung gut belegt. Weniger gut wurde bislang dargestellt, wie das freie Spiel noch sehr kleiner Kinder am besten begleitet und mit Hilfe geeigneter Spielzeuge und einer altersentsprechenden Raumumgebung unterstützt werden kann.

Wie Pädagogen und Pädagoginnen wissen, ist es keine einfache Aufgabe, in Gruppensituationen andauernde und befriedigende Spielsituationen für sehr kleine Kinder herzustellen. Um eine friedliche Atmosphäre in der Kindergruppe zu schaffen, die ein freies und ruhiges Spielen erst ermöglicht, sind viele Faktoren zu berücksichtigen. Abgesehen von den nicht immer günstigen Rahmenbedingungen in Betreuungseinrichtungen stellen sich die Fragen, womit sich Kinder in welchem Alter beschäftigen, welche Interessen sie haben, welche Materialien sie brauchen und wie diese am besten angeboten werden.

Wir richten uns an Menschen, die beruflich mit Kleinstkindern in Gruppensituationen arbeiten. Zu ihnen gehören Krippenerzieher/innen und -leiter/innen, Pädagogen und Pädagoginnen, Tagespflegepersonen und Leiter/-innen von Eltern-Kind-Gruppen. Im Folgenden verwenden wir der Einfachheit halber überwiegend das Wort Pädagoginnen für alle genannten Berufsgruppen und für beide Geschlechter.

Wir stützen uns in unserer Darstellung auf die Forschungen aus dem Pikler-Institut in Budapest sowie auf unsere eigenen langjährigen Erfahrungen als Pikler-Pädagoginnen und Fortbildnerinnen. In Weiterbildungsveranstaltungen werden uns oft Fragen gestellt wie diese: Worin besteht unsere Rolle als Pädagogen bei der Begleitung der Kinder im freien Spiel? Welche Spiele initiiert das junge Kind mit dem Erwachsenen und wie gehen wir darauf ein? Welche Spielaktivitäten überlassen wir den Kindern? Welche Aufgaben hat der Erwachsene? Wie kann der Raum für eine ungestörte, freie Entwicklung gestaltet werden, in dem das Kind selbständig aktiv sein kann, ohne sich in Gefahr zu bringen? Welches Spielzeug wählen wir aus? Auf all solche Fragen wollen wir Antworten geben.

Ein sorgfältig gestalteter Rahmen fördert die Entwicklung des Kindes. Aber deshalb spielt das Kind nicht. Es spielt aus Freude, Lust und Neugierde. Dafür gilt es, günstige Umstände zu schaffen. Um es mit den Worten von Anna Tardos zu sagen: »Das Spiel entspringt dem inneren Bedürfnis des Kleinkindes. Basis des Spiels und Quelle der Freude sind die freie Wahl und das Tun um des Tuns willen.«

Im Säuglings- und Kleinkindalter beobachtet das Kind neugierig und mit unerschöpflichem Interesse seine Umgebung. Das Kind berührt, es betastet Gegenstände, hebt sie auf, betrachtet und bewegt sie. Es hat Freude am eigenen Tun, erwirbt vielfältige Fähigkeiten im Umgang mit den Spielgegenständen und lernt das Lernen. Es erobert sich die Welt selbsttätig, will mit den Händen begreifen und gestalten.

Dafür schafft der Erwachsene eine Atmosphäre, in der das Kind sicher und geborgen spielen kann. Hat es eine verlässliche Beziehung zum Erwachsenen, kann es gemäß seinen Interessen handeln und Neues ausprobieren. Dem Erwachsenen kommt dabei die wichtige Aufgabe zu, das Spielen aufmerksam zu beobachten und zu begleiten. Auf dieser Grundlage kann er eine angemessene Spielumgebung schaffen, das heißt, dem Kind Spielgegenstände bereitstellen, die seinem Entwicklungsniveau entsprechen; zudem sollte er für ausreichend Raum sorgen, der weder zu groß noch zu klein sein darf, sondern der jeweiligen Spiel- und Bewegungsentwicklung angepasst ist.

Im Folgenden beschreiben wir die Entwicklung des Spielens, machen Vorschläge zur jeweils adäquaten räumlichen Umgebung und für die Auswahl geeigneter Spielgegenstände. Die Einteilung in Altersstufen verstehen wir als orientierendes Gliederungsprinzip. Tatsächlich hält sich das einzelne Kind nicht an das Schema. Die Bandbreite normaler, unbedenklicher Entwicklungsgeschwindigkeiten ist erheblich. Allerdings gilt das in stärkerem Maß für die Bewegungsentwicklung und nicht so sehr für die Entwicklung des Spielens.

Mit den frühen Spieltätigkeiten ist das Grundbedürfnis des Kindes nach

Bewegung eng verbunden. Das heißt, Spiel- und Bewegungsthemen hängen zusammen, zum Beispiel scheint scheint sich das Kind innerlichzu fragen: Wo passt ein Gegenstand hinein? – Passe ich durch diesen Kriechtunnel? Wie kullert ein Stoffball die Schräge hinunter? – Wie rutsche ich über eine solche Schräge? Kann ich den Ball, den ich weggestoßen habe, robbend wieder erreichen? Bewegung und Spiel fließen im Krippenalter beständig ineinander und können daher in unserer Darstellung nicht vollständig getrennt werden.

Spielthemen im ersten Lebensjahr

Spiel und Erfahrung in den ersten Wochen

Das Neugeborene schaut herum, verfolgt und fixiert bewegliche Objekte sowie Ecken und Linien im Raum. Mit dem Erwachsenen hält es schon bald eine gewisse Zeit lang den Blickkontakt, nach einigen Wochen spiegelt es die Mimik des Erwachsenen wider und folgt dessen Bewegungen. Der Säugling erforscht die Umgebung mit den Augen. Auf diese Weise entdeckt er allmählich auch seine Hand und damit sich selbst: »Anfangs sieht er sie zufällig und verliert sie noch leicht aus den Augen«, schreibt Éva Kálló; »bald kann er sie schon für längere Zeit im Blick behalten und folgt mit Kopf und Augen ihrer Bewegung. Nach und nach verbindet sich das Erlebnis der Bewegung mit der Erfahrung des Schauens.« (Dieses und die folgenden Zitate von Kálló finden sich in dem am Ende angegebenen Heft von Éva Kálló, Györgyi Balog »Von den Anfängen des freien Spiels«, 2013.)

Unabhängig voneinander entdeckt das Baby seine beiden Hände, indem es mal die eine, mal die andere Hand zum Mund führt und daran saugt. Bald bewegt es seine Fäustchen zunehmend gezielt vor die Augen, es öffnet, schließt und dreht seine Hände und betrachtet sie immer interessierter. Auf diese Weise lernt der Säugling, wie er die Bewegung seines Armes, seiner Hand, seiner Finger beeinflussen kann. Zum Beispiel kann man beobachten, wie er seine Hand dreht und seine einzelnen Finger so bewegt, als wolle er sie zählen. Er entdeckt das Zusammenspiel seiner beiden Hände, sieht, wie sie zusammenkommen und spürt zugleich die Berührung. Nach und nach ist der Säugling in der Lage, den Seh- und den Tastsinn miteinander zu verknüpfen. Vor dem Spiel mit Gegenständen steht das ausgiebige Erkunden der eigenen Hände. Durch Öffnen und Schließen der Hand wird die Fähigkeit des Ergreifens, Festhaltens und besonders des Loslassens von Gegenständen vorbereitet. (Foto 1)

In den ersten Lebensmonaten entdeckt das Baby die Möglichkeiten und das Zusammenspiel seiner Hände.

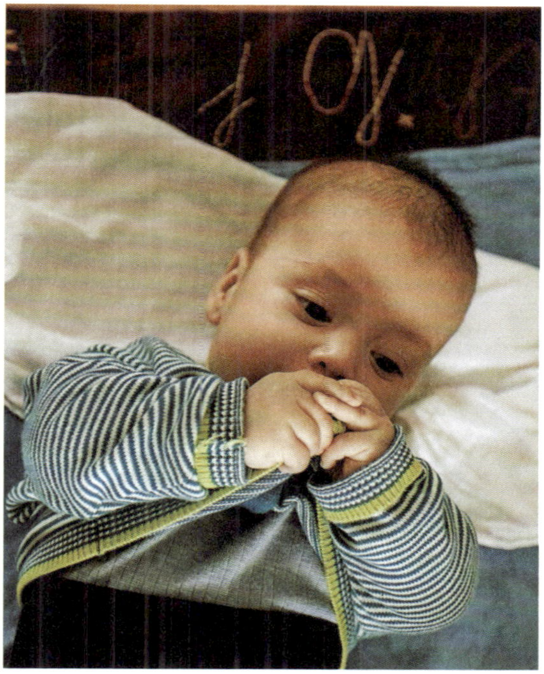

1

Nur in der Rückenlage verfügt der Säugling über die Freiheit, diese grundlegenden Erfahrungen zu machen. Wird er früh auf den Bauch gelegt, kann er weder Arme noch Hände anschauen, frei und koordiniert bewegen, weil der Körperschwerpunkt auf Brustbein und Unterarmen ruht und er seine Hände nicht von der Unterlage abheben kann. In Bauchlage selbstbestimmt zu agieren, erlernt er erst später, wenn er sich selbständig dreht. Von diesem Zeitpunkt an kann er seine Arme und Hände nutzen, um sicher in Bauchlage zu spielen.

Im dritten Lebensmonat beginnen die Babys in der Regel, ihre Kleidung, ihre Decke oder ein Tuch in ihrer Nähe zu ertasten und zu ergreifen. In dieser Phase erwacht ein stärkeres Interesse an der Umgebung. Nun kann das Kind für kurze Zeit außerhalb seines Bettchens an einen geschützten Platz gelegt werden, wenn es sich dort wohlfühlt. Wichtig ist dabei ein fester Untergrund, weil der Säugling nur so die wichtige Bewegungsmöglichkeit des Sichabstemmens mit den Füßen erproben kann. Dieser Ort kann ein klassisches Holzställchen sein (fälschlich oft als Laufstall bezeichnet) oder ein Platz am Boden, der mit einer eingerollten Decke oder einem Stillkissen begrenzt wird,

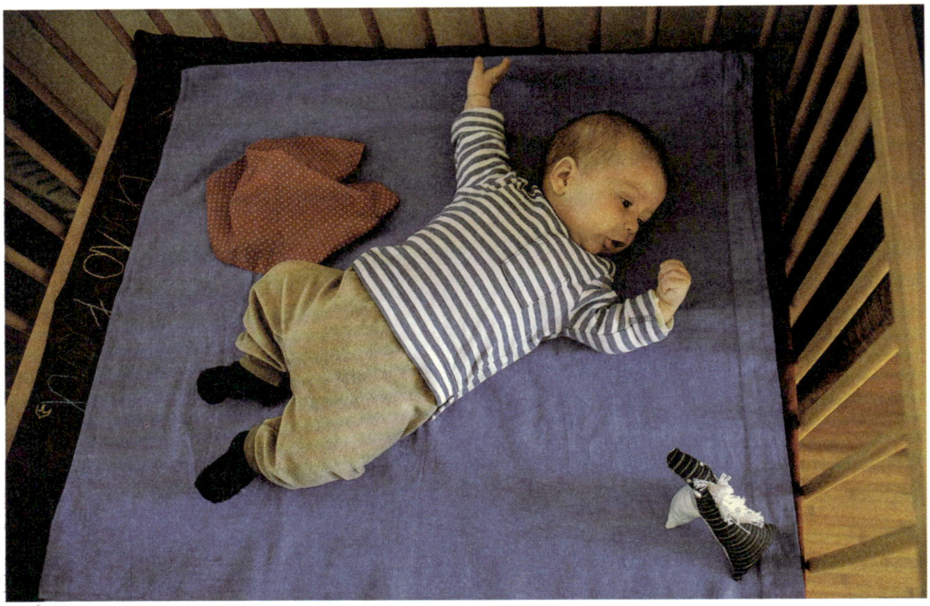

2

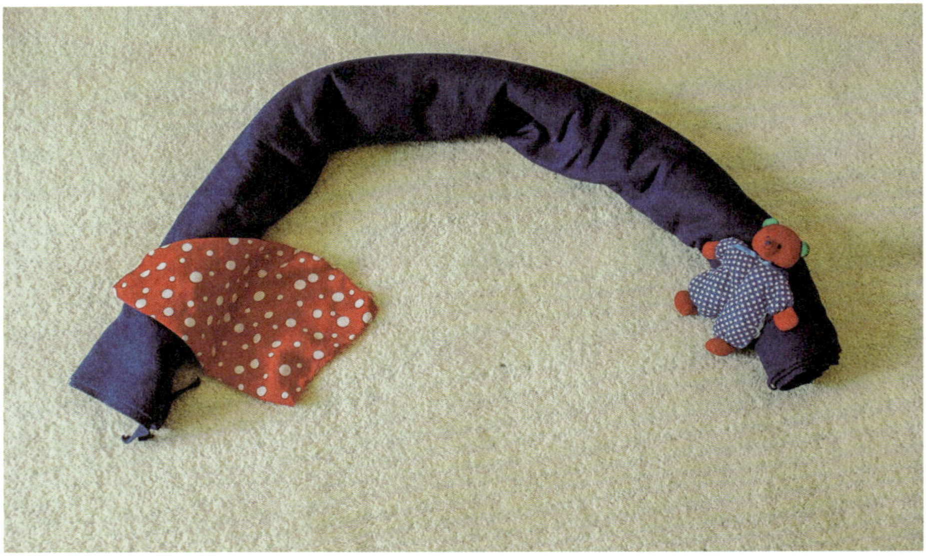

3

Ob zu Hause oder in der Krippe, bedarf der Säugling anfangs eines geschützten Ortes. In einer begrenzten, für ihn übersichtlichen Umgebung fühlt er sich sicher und beschäftigt sich in Ruhe mit seinen Händen und ersten Spielzeugen. Diese machen keine Geräusche und sind weich.

4

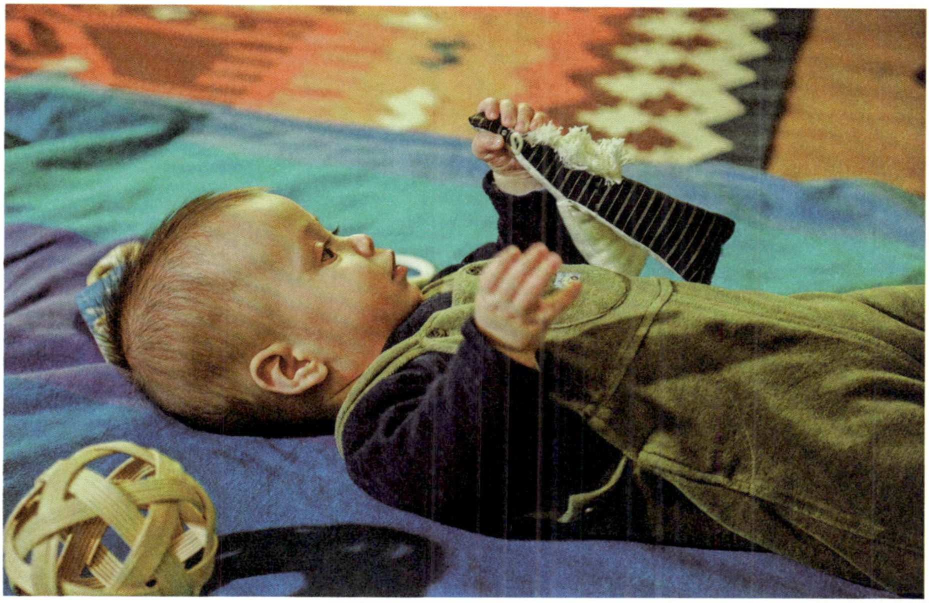

damit sich das Baby nicht verloren fühlt und die Spielzeuge nicht zu weit weg rutschen.

In Krippengruppen ist ein Ställchen als sicherer Ort für den kleinen Säugling besonders empfehlenswert, vor allem, wenn ältere Kinder die Ruhe und Sicherheit des Babys stören könnten. Wenn mehrere kleine Säuglinge in der Gruppe sind, ist ein gemeinsamer, durch ein Raumteilgitter abgetrennter Bereich sinnvoll. In Eltern-Kind-Gruppen oder in räumlichen Situationen, die gegen das Ställchen sprechen, kann der Platz für das Kind auf dem Boden auf einer einfachen Decke sein. (Fotos 2–4)

Als erster Spielgegenstand ist ein kleines Baumwolltuch sehr geeignet, das der Säugling vielleicht schon kennengelernt hat und das weiterhin in seine Nähe gelegt wird. Ein Tuch lässt sich leicht ergreifen und kann auch leicht wieder losgelassen werden. Es hat kaum Gewicht, es drückt nicht, wenn sich der Säugling darauf legt, und es ist nicht unangenehm, wenn es auf sein Gesicht fällt.

Warum ein Tuch und kein Spielzeug aus Holz oder Plastik? Ein harter Gegenstand löst in diesem Alter noch den Greifreflex aus, der es ihm erschwert, die Hand wieder zu öffnen und den Gegenstand loszulassen. Daher sind im Übergang vom ersten zum zweiten Lebensvierteljahr Spielgegenstände aus weichen Materialien geeignet. Sie sollen dem nun schon sichtlich interessierten Baby nicht in die Händchen gegeben, sondern in seine Nähe gelegt werden, damit es sie selber entdecken und ergreifen kann.

Farbige Ketten mit verschiedenen Rasseln, Klingeln oder gar Leuchteffekten, die häufig über die Bettchen von Neugeborenen gespannt werden, sind störend. »Der Säugling braucht keine Dinge, die er nur anschauen und allenfalls zufällig berühren kann«, schreibt Éva Kálló, »sie hindern ihn am differenzierten Gebrauch seiner Hände. Er kann mit Spielgegenständen, die über ihm baumeln, nichts anfangen, sie nicht bewegen, drehen, näher zu sich heranholen oder weiter weg halten.«

Bis zum vierten Lebensmonat

Erste Orientierung:
- Das Baby schaut herum,
- verfolgt Bewegungen anderer,
- betrachtet Linien und Kontraste im Raum,
- beschäftigt sich mit seinen Händen: bewegt die Hände zum Mund, betrachtet sie, öffnet und schließt die Fäuste, dreht die Hände, bewegt einzelne Finger und führt schließlich beide Hände zusammen,
- ertastet und ergreift weiche Gegenstände.

Rolle der Pädagoginnen:
- Sie sorgen für das allgemeine Wohlbefinden des Säuglings,
- legen ihn ab dem 3. Lebensmonat während der Wachzeiten auf einen abgegrenzten Platz mit festem, ebenem Untergrund
- und legen vom dritten Lebensmonat an Spielgegenstände bereit: Baumwolltuch (einfarbig mit einfachem Muster, ca. 30 x 30 cm), Stoffpüppchen oder Tierfiguren aus weichen Materialien.

Das Alter von vier bis sechs Monaten

Im Alter von drei bis vier Monaten beginnt das Kind, ein Tuch oder Stoffpüppchen, das in seine Nähe gelegt wurde, zu betrachten. Bald versucht es, das Objekt seines Interesses zu erreichen. »Dabei sind die Bewegungen anfangs unsicher«, wie Éva Kálló schreibt, »der Säugling kann die Entfernung noch nicht abschätzen, und es kommt häufig vor, dass er gerade das Objekt wegstößt oder von sich schiebt, das er erreichen möchte.« Zunächst berührt er den Gegenstand, nimmt ihn eher zufällig auf und entwickelt nach und nach die Fähigkeiten des gezielten Greifens, später des Loslassens und Hantierens.

Nun macht der Säugling mit dem Gegenstand verschiedene Erfahrungen: Er betrachtet ihn, führt ihn zum Mund und ertastet ihn mit Lippen und Zunge. Er bewegt, drückt, dreht und schüttelt ihn. Anfangs passt sich seine Handhaltung noch nicht dem Spielobjekt an; unabhängig von dessen konkreter Form versucht er, jeden Gegenstand auf gleiche Weise mit der ganzen Hand zu erfassen. Erst im Gang vieler Wiederholungen sammelt er die Erfahrungen, die es ihm dann erlauben, die Form eines Spielobjekts einzuschätzen und seine Hand im Voraus darauf einzustellen.

Oft hält das Baby einen Gegenstand zunächst mit beiden Händen fest, führt ihn zum Mund oder betrachtet ihn. Erst allmählich lernt es, Gegenstände von einer Hand in die andere zu geben. Das ist nicht einfach, weil das Baby anfangs symmetrische und parallele Bewegungen macht, das heißt: gleichzeitig beide Hände schließt oder öffnet. Erst wenn es seine Handbewegungen differenzieren, die eine Hand öffnen und gleichzeitig die andere Hand schließen kann, ist es in der Lage, sein Spielobjekt mit einer Hand zu ergreifen und mit der anderen loszulassen. (Fotos 5–7)

Mit vier oder fünf Monaten entwickelt der Säugling noch keine Beziehung zu einem bestimmten Spielobjekt. Verliert er eines aus der Hand, sucht er nicht danach, sondern greift nach einem anderen, das seine Aufmerksamkeit erregt und leicht zu erreichen ist.

Die Anzahl der Gegenstände, die in seine Nähe gelegt werden, kann allmählich auf etwa vier auf jeder Seite gesteigert werden. Nach und nach greift er aber immer häufiger nach Spielzeugen, die er wiedererkennt, und entwi-

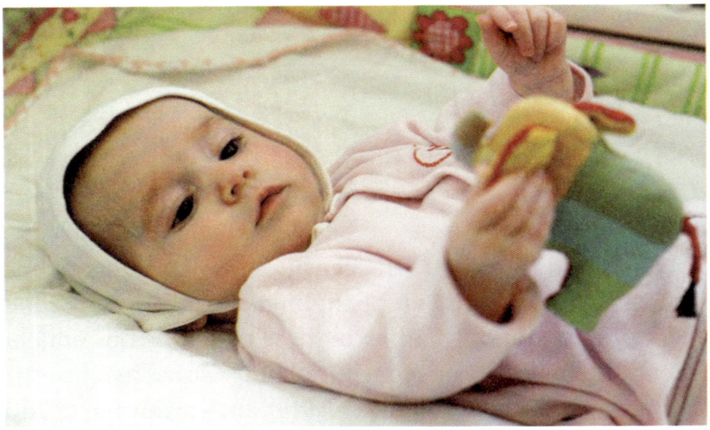

5

Ein beachtlicher Entwicklungsschritt: Das Baby lernt koordiniert loszulassen und zu greifen. Wobei das Loslassen in diesem Alter schwieriger ist als das Greifen.

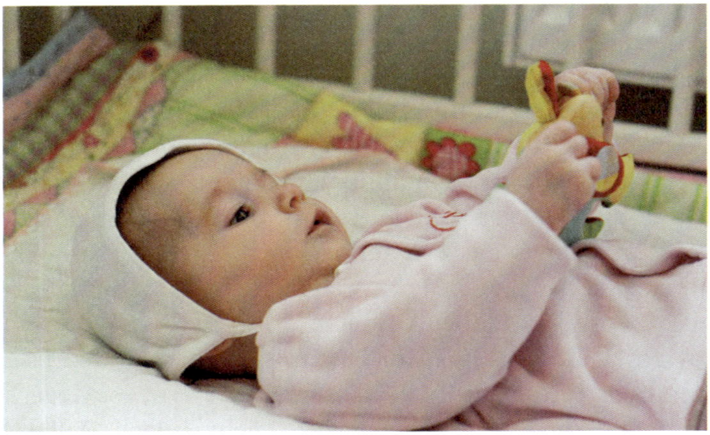

6

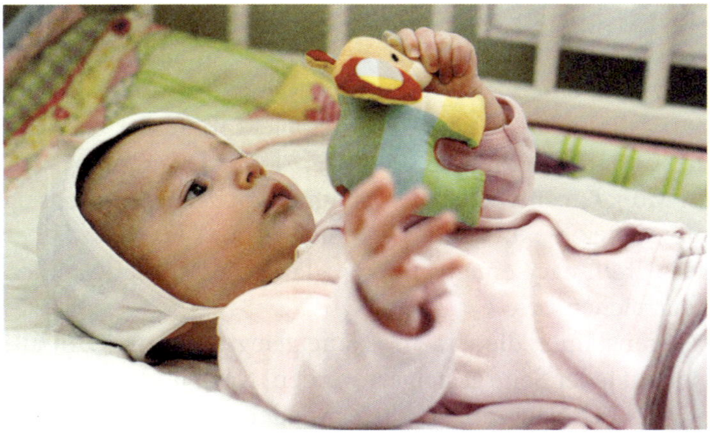

7

ckelt Vorlieben. Das Repertoire wird langsam durch Spielzeuge ergänzt, die leicht sein sollen und mit einer noch sehr kleinen Hand gut ergriffen werden können, wie zum Beispiel einfache Greiflinge. Zum Betasten und Erforschen sind Spielgegenstände sinnvoll, die keine Effekte hervorrufen, die den Erfahrungshorizont überschreiten. Wenn das Kind mit einem einfachen Holzring gegen die Unterlage oder ein Möbelstück schlägt, kann es nach und nach verstehen, dass es den Klang selbst erzeugt und sich nach anfänglichem Erschrecken bald daran freuen. Dagegen irritieren Geräusche, zum Beispiel von Glöckchen, die im Inneren eines Spielzeugs verborgen sind und unverhofft erklingen, oder von Gummitieren, die quietschen, wenn man sie drückt. Anders verhält es sich mit Rasseln oder Greiflingen, bei denen ersichtlich ist, wie die Töne erzeugt werden, beispielsweise wenn zwei oder mehrere sichtbare Kugeln im Ring oder an einem kurzen Holzstab aneinanderstoßen. Solche Spielzeuge eröffnen dem Säugling die Möglichkeit, allmählich zu durchschauen, wie das Geräusch entsteht und wie er es erzeugen kann. (Im Fall quietschender Gummitiere kann einfach das Ventil verstopft oder herausgenommen werden.)

Auf der Grundlage solcher Erfahrungen lernt das Baby etwa im Alter von einem halben Jahr, die Geräusche gezielt zu erzeugen. »Dann erkennt man«, so Éva Kálló, »an seinem Verhalten und seinem Gesichtsausdruck unmissverständlich, dass es den Zusammenhang zwischen Aktion und geräuschvollem Ergebnis entdeckt hat: Während es schüttelt, schaut es die Rassel an, und wenn es sie nicht bewegt, achtet es auf die Stille. Dann guckt es wieder die Rassel an und schüttelt sie abermals. Das Baby freut sich über das Geräusch, lächelt und lacht.«

Wie schon für die Kinder im Alter von drei Monaten beschrieben, ist im Gruppenraum ein eingegrenzter Spielbereich sinnvoll (s.a. Foto S. 63). Falls nur ein Säugling der Gruppe angehört, empfiehlt sich für den Anfang ein Holzställchen und mit wachsender Mobilität des Kindes eine größere, abgegrenzte Spielecke. Mehrere Liegekinder können sich einen größeren Platz teilen, der ebenfalls mit einem Raumgitter abgeteilt wird, wobei die eingegrenzten Flächen etwas größer sein sollen als nach dem momentanen Stand der Bewegungsentwicklung notwendig. Günstig ist es, wenn das Kind immer an denselben Platz im Raum gelegt wird. So kann es sich an wiederkehrenden optischen Eindrücken orientieren, seinen Platz wiedererkennen, Vertrauen und Sicherheit gewinnen.

Wie bereits gesagt, ist ein fester Untergrund wichtig, damit das Baby den

Widerstand des Bodens nutzen kann, um sich, was ein weicher Untergrund sehr erschweren würde, abzustemmen und allmählich von der Rücken- zur Seitlage und später in die Bauchlage zu gelangen. Im Abstemmen entwickelt es die Spannkraft seiner Muskulatur, die es für seine Bewegungsentwicklung braucht. (Foto 8, 9)

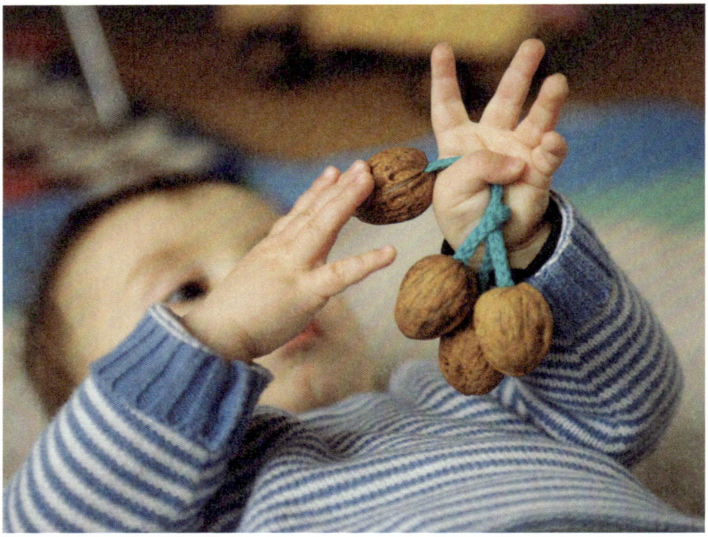

Einfache, gut greifbare und leichte Dinge verhelfen den Babys am besten dazu, frei zu spielen, dabei Erfahrungen zu sammeln und neue Fähigkeiten zu erwerben.

8

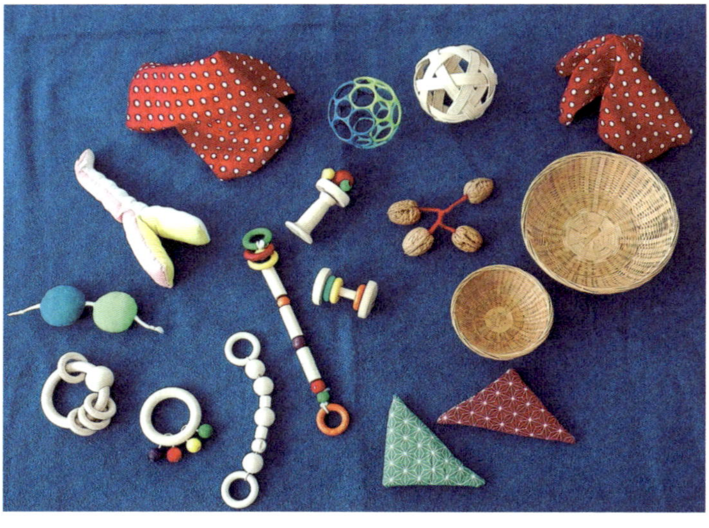

9

Vierter bis sechster Lebensmonat

Spielen und Erfahrung:
- Die Kinder betasten und ergreifen Objekte gezielt,
- nehmen sie in den Mund,
- bewegen, drehen, drücken und schütteln sie,
- bis sie schließlich einen Gegenstand von einer Hand in die andere geben.

Vorbereiteter Raum:
- Gleichbleibender Ort zur sicheren Orientierung,
- fester, ebener Untergrund,
- Holzställchen für einen einzelnen Säugling,
- für mehrere Liegekinder eingegrenzter Bereich innerhalb des Gruppenraums.

Auswahl von Spielgegenständen:
- Stoffpüppchen, Gummitiere ohne Geräuschquelle, das schon vertraute Tüchlein,
- Pikler-Ball aus Weidengeflecht, O-Ball,
- einfache Greiflinge und Rasseln,
- kurze Holzkette, aneinanderhängende Holzringe,
- leichte Körbchen aus Peddigrohr oder Plastik.

Das Alter von sieben bis neun Monaten

Sind die Babys ein halbes Jahr alt geworden, ergreifen die meisten von ihnen das für sie bereitgelegte Spielzeug mit zielgerichteten Bewegungen. Das Hantieren mit verschiedenen Objekten wird immer sicherer und differenzierter. Das Baby lernt, seine Hände und Finger entsprechend der Gestalt des begehrten Objekts zu formen, und zwar bevor es zugreift und den Gegenstand berührt. Jetzt erst bemerkt es, wenn es ein Spielzeug verliert. Es schaut ihm nach und versucht, es wieder zu erreichen.

Wenn das Kind bereits in Bauchlage liegt, schiebt oder schubst es Gegenstände, wischt mit ihnen am Boden hin und her, klopft mit ihnen auf den Boden oder auf eine umgedrehte Schüssel aus Plastik oder Metall. Es lässt zum Beispiel eine Kette aus Holzkugeln fallen, nimmt sie immer wieder auf und lässt sie abermals fallen, oder es hebt sie auf, lässt sie pendeln und betrachtet ihre Bewegung. Das Kind hat große Freude daran, eine Tätigkeit zu wiederholen, wie um zu überprüfen, ob die gleiche Handlung immer den gleichen Effekt auslöst, und um kleine Varianten seines Spiels zu entwickeln. »Später freut es sich daran«, wie Éva Kálló schreibt, »ein Spielzeug wegzustoßen, um es dann, nach ihm kriechend, wieder zu erlangen. Damit das Kind mit den Spielen ›Fallenlassen und Aufheben‹ oder ›Verlieren und Wiedererlangen‹ Erfahrungen sammeln kann, braucht es sowohl die früheren als auch neue Spielsachen, unter anderem einen Ball – allerdings erst dann, wenn es diesen selbst kriechend oder krabbelnd erreichen kann.«

Der Raum, der den Krippenkindern zur Verfügung steht, muss fortlaufend an die zunehmende Beweglichkeit der Kinder angepasst werden: Säuglinge, die sich bereits wälzen, die robben oder kriechen, brauchen einen größeren Spielbereich. Typischerweise ist in Krippen, die sich an der Pikler-Pädagogik orientieren, der Essbereich durch ein Raumteilgitter vom Spielbereich der Kinder abgetrennt, um parallel zum Spielen Kinder einzeln oder in kleinen Gruppen füttern zu können. Nach Bedarf können weitere Raumteiler hinzukommen, etwa um Kindern unterschiedlicher Entwicklung einen geschützten Rahmen zu bieten. Die Kleinen brauchen so nicht um ihre Sicherheit zu fürchten, während die Älteren ihren Bewegungsdrang ausleben können, ohne auf die Liegekinder Rücksicht nehmen zu müssen. Robbende und kriechende

Kinder können bereits niedrige, feste Polster überwinden und so erste Erfahrungen mit unterschiedlichen Höhen sammeln.

Das Spielzeug kann am Boden übersichtlich arrangiert werden, damit die schon recht mobilen Kinder die Möglichkeit haben, sich einzelne Objekte gezielt auszusuchen. Ungünstig sind ungeordnete Spielkisten, die die Kinder erst ausräumen müssen. Das vorgeordnete Angebot ist sehr viel anregender, weil die Kinder in diesem Alter bestimmte Spielzeuge bereits wiedererkennen, bevorzugen und an schon erprobte Spieltätigkeiten anknüpfen wollen. Ihre bevorzugten Spielzeuge sollten sie leicht und zuverlässig finden können.

Siebter bis neunter Lebensmonat

Spielen und Erfahrung:
- Das Kind beschäftigt sich differenziert mit einem Gegenstand,
- passt Hand- und Fingerbewegungen im Voraus an,
- erinnert sich an ein Spielzeug,
- lässt einen Ball wegrollen und versucht, hinterherzukommen,
- lässt Dinge pendeln, fallen und hebt sie wieder auf.

Vorbereiteter Raum:
- In altersgemischten oder entwicklungs-unterschiedlichen Gruppen ist ein abgegrenzter Spielbereich sinnvoll.
- Beginnen die Kinder sich zu wälzen, zu robben oder zu kriechen, brauchen sie mehr Platz.
- Kinder, die bereits robben, sollten niedrige und feste Polster (ca. 5 cm hoch) zum Darüber-Kriechen vorfinden.

Auswahl von Spielgegenständen:
- Körbe oder Schüsseln zum Bewegen und Schieben,
- Schälchen aus Plastik und Metall,
- Holz- oder Plastikketten,
- kleine Eimer, Becher, Sandförmchen,
- Küchensiebe, Schneebesen, Kochlöffel,
- unterschiedliche Bälle.

Das Alter von zehn bis zwölf Monaten

Da die Kinder nun sichtlich mobiler werden, helfen ihnen niedrige und feste Polster oder Podeste im Spielbereich dabei, erste Klettererfahrungen zu sammeln, Höhenunterschiede einzuschätzen, Gleichgewicht und Koordination selbsttätig zu erproben. Die etwa 12, 14, 20 Zentimeter hohen Podeste sollen in der Krippe nicht fest installiert sein, sondern von den Pädagoginnen je nach Entwicklungsstand angeboten werden. Das Kind lernt jetzt, den Raum zu begreifen, ihn körperlich zu durchmessen, zum Beispiel indem es versucht, durch enge Zwischenräume hindurchzukriechen oder -zukrabbeln oder indem es sich in eine größere Wanne oder Kiste hineinsetzt. In dieser Phase beginnen manche Kinder, sich für die Höhe zu interessieren und sich an Raumgittern oder Möbelstücken hochzuziehen. Das Erkunden des Raumes (Höhe, Tiefe, Zwischenräume, Drinnen, Draußen und Darüber) reicht weit in das zweite Lebensjahr hinein.

Wenn das Kind etwa ein dreiviertel Jahr alt ist, beginnt es, seine Aufmerksamkeit auf zwei unterschiedliche Dinge gleichzeitig zu richten. Denn jetzt ist es fähig, auf dem Rücken liegend mit zwei Gegenständen gleichzeitig zu

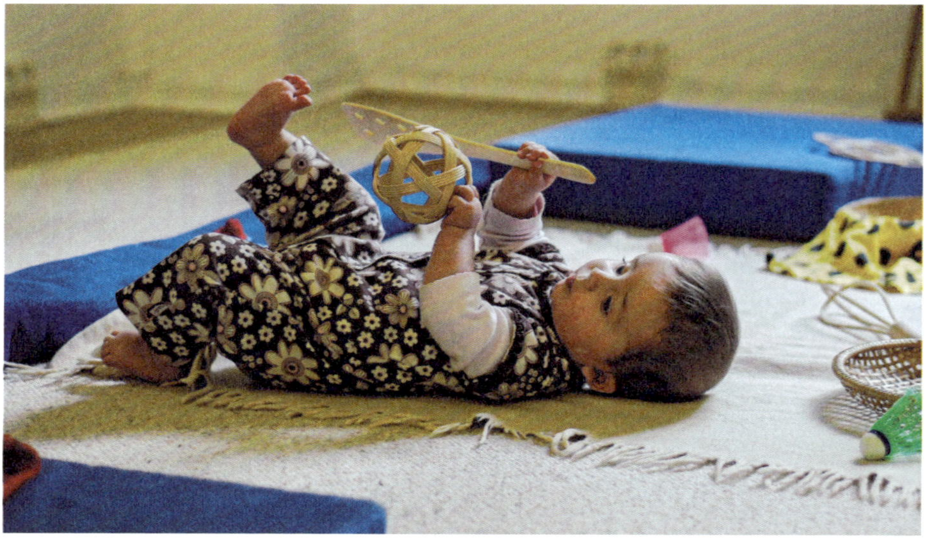
10

Langsam wird das Baby zum Kleinkind: Mit Interesse hält es gleichzeitig zwei verschiedene Gegenstände in den Händen; einige Zeit später beginnt es, diese zu vergleichen.

11

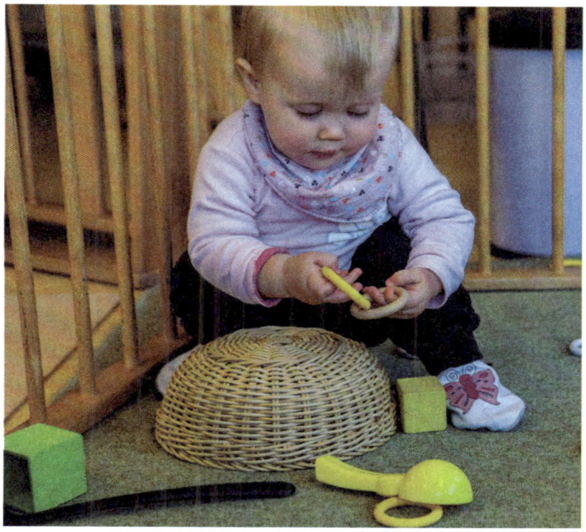

spielen, diese bewusst zusammenzuführen, sie beispielsweise freudig gegeneinanderzuschlagen, um mit aller Absicht Klopfgeräusche zu erzeugen. (Foto 10, 11)

Andere Tätigkeiten werden in diesem Alter gerne aus der Bauchlage heraus unternommen. Das Kind klopft mit einem Gegenstand, den es in der Hand hält, auf einen anderen am Boden. Es legt einen Gegenstand auf einen anderen, zum Beispiel ein Sandförmchen auf eine umgedrehte Schüssel. Es schiebt mit einem Gegenstand, den es in der Hand hält, einen anderen über den Boden. Das bedeutet: Es benutzt einen Gegenstand bereits als Werkzeug, wirkt damit indirekt auf einen zweiten Gegenstand ein, verändert dessen Lage, ohne ihn selbst zu berühren. Dabei beobachtet es die Wirkung seines Tuns genau.

Das Kind beginnt Gegenstände miteinander zu vergleichen und bringt Dinge ähnlicher oder gleicher Form zusammen. Zum Beispiel freut es sich, wenn es zwei gleiche Garnrollen findet, die es in seinen Händen halten kann. Oder es legt zwei verschiedene würfelförmige Gegenstände nebeneinander, weil es sie als zusammengehörig betrachtet. Daher gehören gleiche oder ähnliche Materialien von nun an zur Spielauswahl.

Ein weiteres Spielthema kündigt sich an, wenn das Kind einen kleineren Gegenstand in ein Gefäß (Becher, Eimer, Körbchen oder Schüssel) hineinhält. Zunächst lässt es diesen noch nicht los, sondern schaut den Gegenstand in

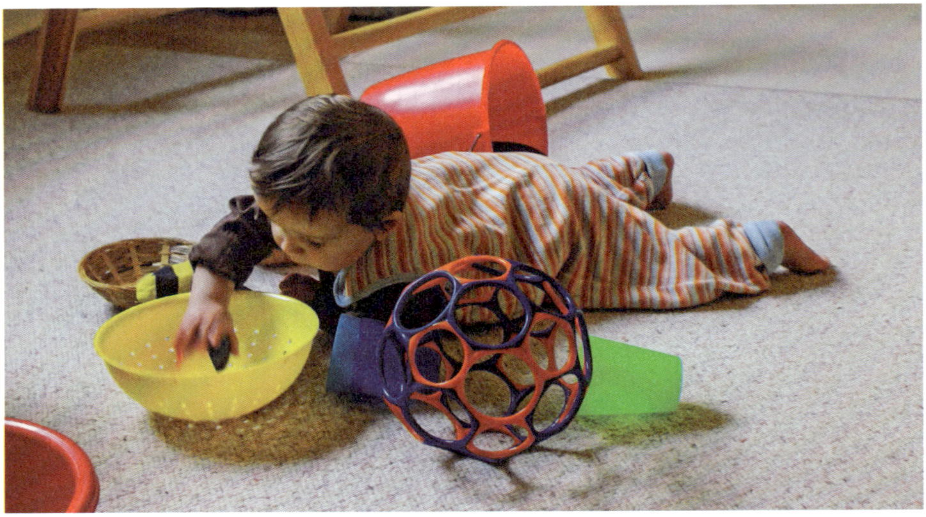

12

Das Kind entdeckt den Unterschied zwischen Innen und Außen – es legt einen Ball in ein Gefäß.

seiner Hand im Behälter an, um ihn dann wieder herauszunehmen. Das spielende Kind scheint den nächsten Schritt, das Hineinlegen, erst vorzubereiten. Nach einer kurzen Phase des Hineinhaltens legt es einen Gegenstand in ein Gefäß hinein und betrachtet die neu entstandene Kombination. Gegen Ende des ersten Lebensjahrs kann man manchmal beobachten, dass es auch zwei oder drei Gegenstände in ein Gefäß legt und wieder herausräumt. (Foto 12)

Wer gelernt hat, zwei Gegenstände miteinander in Beziehung zu bringen, sie schließlich verbindet und wieder trennt, für den eröffnen sich vielfältige neue Möglichkeiten des Erkundens und Lernens. Das Kind erlebt bei dieser Tätigkeit ein Innen und ein Außen, ein Dazugehörig- und Getrenntsein. Es erfährt die Unterschiede zwischen Groß und Klein. Durch das Hineinfassen in den Korb erwirbt es Kontrolle und spürt, ob sich darin ein Gegenstand befindet. In unzähligen Variationen verbindet es zwei Dinge zu einer Einheit. Beim Herausnehmen werden aus der Einheit wieder zwei einzelne Elemente. Dabei werden die Gegenstände, für die sich das Kind interessiert, mit der Zeit kleiner, weil es langsam in der Lage ist, mit Hilfe des Pinzettengriffs (Daumen-Zeigefinger) selbst kleine Krümel vom Boden aufzusammeln.

Indem das Kind mit zwei oder mehreren unterschiedlichen Objekten sinnvoll und zielgerichtet hantiert, steht es in seiner kognitiven Entwicklung am Anfang des logischen Denkens. (Fotos 13–15)

14

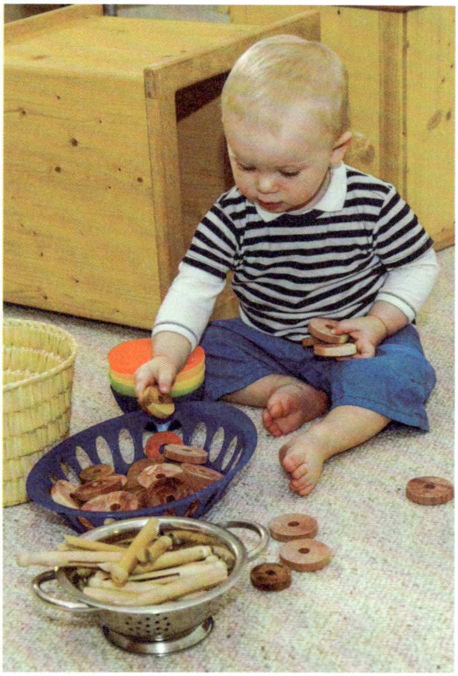

Spielgegenstände, die am Ende des ersten Lebensjahrs angeboten werden können und der Freude des Kleinkindes am Ein- und Ausräumen entgegenkommen.

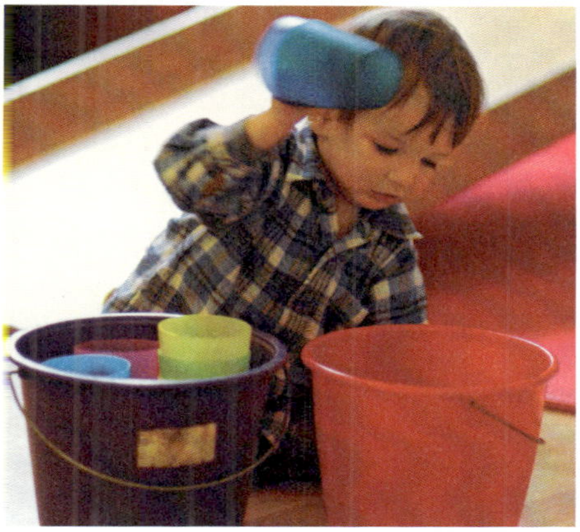

15

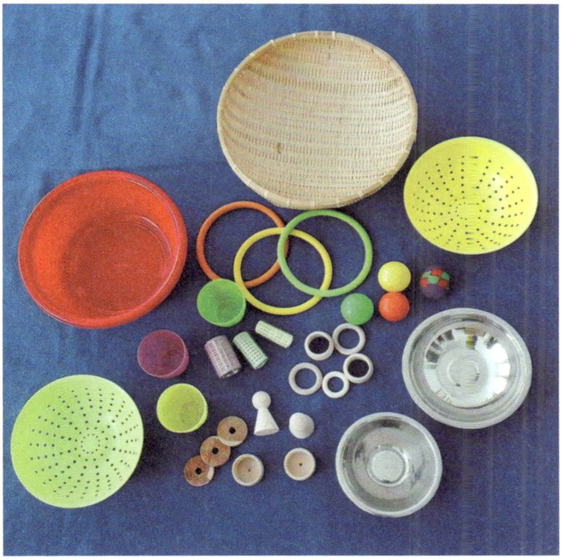

13

Zehnter bis zwölfter Lebensmonat

Spielen und Erfahrung:

- Das Kind betrachtet zwei Gegenstände gleichzeitig,
- es erkennt ähnliche Formen,
- nutzt einzelne Objekte als Werkzeug,
- legt einen Gegenstand in eine Schüssel,
- erlernt den Pinzettengriff,
- beginnt, den Raum zu erkunden.

Vorbereiteter Raum:

- Die Kinder benötigen jetzt eine größere, begrenzte und sichere Spielfläche,
- niedrige Podeste zum Klettern,
- Holztunnel, eine Kiste und eine kleine Schräge.

Auswahl von Spielgegenständen:

- Körbe, Schüsseln und Becher unterschiedlicher Größe,
- Gardinenringe, Bälle, Holzscheiben und wenige Bauklötze zum Einfüllen,
- ähnliche oder gleiche Spielmaterialien zum Zuordnen,
- Alltagsgegenstände wie Holzlöffel, Töpfe, Plastikdosen, Plastikflaschen, Holzwäscheklammern ohne Metallverbindung, Metalldeckel und Garnspulen aus Holz,
- stapelbare runde oder eckige Baubechersets und Stapelringe.

Spiele der Ein- und Zweijährigen

Die Interessen, die sich am Ende des ersten Lebensjahrs in einfacher Form herausgebildet haben, werden im Verlauf des zweiten Lebensjahrs und darüber hinaus vertieft und differenziert. Dazu kommen mit der Zeit neue Spielthemen und -ebenen, zum Beispiel das Symbolspiel und das Nachahmungsspiel, sowie verschiedene Konstruktionsspiele, die im dritten Lebensjahr einen immer größeren Raum einnehmen.

Selbstverständlich überschneiden sich die einzelnen Spielthemen und gehen fließend ineinander über. Generell kann man sagen, dass Kinder im zweiten und dritten Lebensjahr zunehmend größere Mengen von Spielzeugen überblicken und auswählen, wobei ihr Spiel immer vielgestaltiger und – je nach Temperament – individueller wird.

Themen des explorierenden Spiels

Befüllen, Schütten, Umschütten und Verteilen

Wie beschrieben, beginnen die meisten Kinder kurz vor ihrem ersten Geburtstag damit, mehrere Gegenstände miteinander in Beziehung zu bringen. Im zweiten Lebensjahr kann man beobachten, wie das Kind immer ausdauernder und vielfältiger experimentiert und die Anzahl der Dinge, mit denen es spielt, fortwährend steigert. Beispielsweise nimmt es einzelne Objekte aus einer Schüssel heraus und legt diese in eine andere Schüssel. Später entdeckt es das Schütten. Statt der einzelnen Gegenstände wird nun der Behälter ergriffen und der gesamte Inhalt auf einmal ausgeschüttet oder in ein anderes Gefäß umgeschüttet.

Das Umschütten von einem Behälter in einen anderen setzt Vorerfahrung voraus. Die Menge wird als Einheit gesehen, nicht als Summe ihrer Teile. Das Schütten erfordert eine feinmotorische Anpassung. Wie muss man die Schüssel, den Eimer oder Korb anfassen? Mit welchem Schwung und in welchem Winkel schütten? Wie viel Kraft muss dazu aufgewendet werden? All das sind wichtige Fragen und schließlich Erfahrungen, die mit unterschiedlichen Materialien – größeren und kleineren Behältern, leichteren und schweren Inhalten – vielfach wiederholt werden.

Eine weitere Entwicklungsstufe ist erreicht, wenn das Kind die Dinge, die es eingesammelt hat, nicht nur aus- oder umschüttet, sondern auf mehrere Behälter verteilt. Es erlebt, wie gut eine größere Menge von Gegenständen in eine große Schüssel passt oder dass es mehrere Becher benötigt, um dieselbe Menge in kleineren Gefäßen unterzubringen. Dabei lernt es immer sicherer einzuschätzen, was wo hineinpassen könnte. Bei solchen Experimenten macht es die elementar wichtige Entdeckung des räumlichen Volumens. Anfangs beobachtet man oft, dass das Kind versucht, eine große Menge in einen viel zu kleinen Behälter zu schütten und erstaunt ist, wenn ein großer Teil danebengeht.

Bei alldem ist es entscheidend, dass den Kindern geeignete Materialien in ausreichender, aber nicht zu großer Zahl angeboten werden. Beispielsweise mag es Erwachsene stören, wenn das Kind ein Behältnis nimmt, den Inhalt auf den Boden schüttet und auf diese Weise »Unordnung« macht. Werden dem Kind jedoch weitere Gefäße zur Verfügung gestellt, ist es gut möglich, dass es beginnt, die Dinge hin- und herzukippen und daraus ein intensives Spiel entwickelt. Umgekehrt mag es das Kind verwirren, wenn ihm zu viele Spielsachen angeboten werden. Dann kann es leicht den Überblick verlieren und damit die Möglichkeit, in ein Spiel hineinzufinden. Zum Beispiel sind 40 Gardinenringe in einem Korb für ein 13 Monate altes Kind zu viel. Dagegen ist es in der Lage, mit mehreren Gefäßen und einigen wenigen Ringen ein ausdauerndes und forschendes Spiel zu beginnen. Der Grund dafür ist einfach: Die kleineren Mengen können von einem Kind in diesem Alter überblickt und spielerisch genutzt werden.

Es gibt keine allgemeinen Rezepte für die sinnvollen Mengen an Spielgegenständen. Hier sind die Pädagoginnen gefordert. Aus der Beobachtung der individuellen Spielentwicklung erkennen sie, welche Dinge in welcher Anzahl jeweils angemessen sind. Da die Kinder die Materialien aber immer wieder im Raum verstreuen und ihr Spiel dann versiegt, ist eine »ordnende Hand«

erforderlich. Die Pädagoginnen sollten die Materialien von Zeit zu Zeit, und ohne die Kinder zu stören, so arrangieren, dass die Zusammengehörigkeit für die Kinder wieder erkennbar wird und sie sich erneut zum Spielen eingeladen fühlen.

Stapeln und Stecken

Ein weiteres Spielthema, das sich aus dem Befüllen ergibt, ist das Stapeln und Zusammenstecken. Becher, Eimer oder andere konisch geformte Gegenstände werden ineinandergesteckt und aufeinandergestapelt. So kommt es nach und nach zu höheren »Türmen« aus stapelbarem Material. Dafür können den Kindern eine Menge gleich großer Stapelbecher, zum Beispiel Trinkbecher und Sandeimer aus Plastik, angeboten werden. Die handelsüblichen Stapelbecher, die unterschiedlich groß sind und zum Stapeln erst nach Größe geordnet werden müssen, sind schwieriger zu handhaben und führen oft nicht zum Erfolg. Sie können mit zur Auswahl gehören, sollten aber durch Material, das einfacher zu stapeln oder ineinanderzustecken ist, ergänzt werden. (Foto 16)

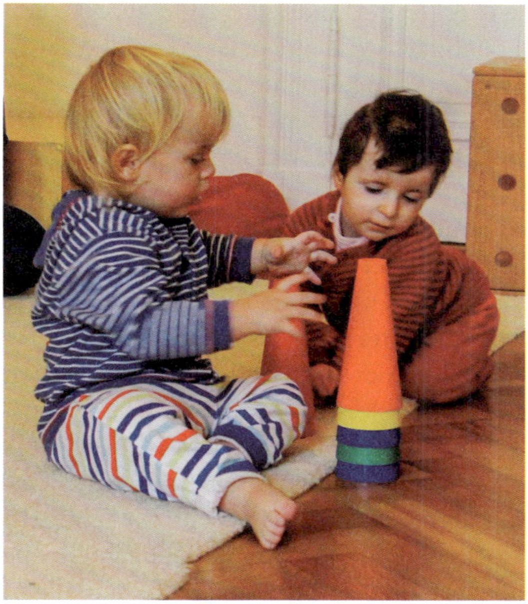

16

Gleichgeformte Kegel oder Plastikbecher lassen sich gut aufeinanderstapeln.

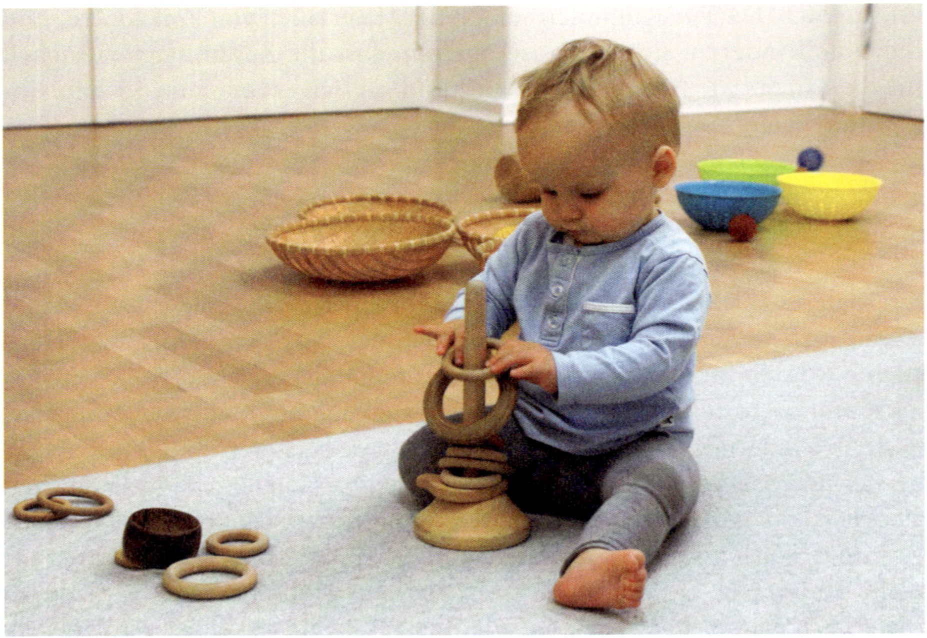
17

Das Aufstecken der Ringe erfordert Aufmerksamkeit und geschickte Hände.

Mit dem Stapeln und Zusammenstecken verbindet das Kind eine Anzahl von Gegenständen miteinander, das heißt, es stellt eine neue Einheit her, ähnlich wie beim Befüllen von Behältern. Der damit errichtete »Turm« kann wieder in einzelne Teile oder in mehrere Fragmente zerlegt werden. Auch hier geht es wieder um Mengen, die eine Einheit bilden oder in verschiedene Segmente unterteilt werden können.

Auch Steckspiele leiten sich vom Befüllen her. In dem Maße wie das Kind einzelne Behältnisse geschickter befüllt, findet es zunehmend Freude daran, kleine Gegenstände in Behälter mit engeren Öffnungen zu stecken. Zunächst kommen längliche Dosen oder Pappröhren in Frage, dann auch Flaschen aus stabilem Kunststoff oder Schuhkartons, in deren Deckel kleine Öffnungen geschnitten wurden. Diese können mit Holzwäscheklammern oder mit anderen länglichen Gegenständen gefüllt werden. Das Stecken ist besonders reizvoll, wenn der durchgesteckte Gegenstand in einem Behältnis verschwindet, dann aber wiedergefunden werden kann, zum Beispiel durch Schütteln oder Umdrehen der Dose oder Flasche. Hier lässt sich gut beobachten, wie das Kind zunächst versucht, die Gegenstände – zum Beispiel kleine Bälle in einer Pappröhre – mit der Hand wieder herauszunehmen, und wie es allmählich darauf kommt, die Röhre umzudrehen, um alle Bälle auf einmal auszuschütten. Diese Erkenntnis entwickelt das Kind selbst, das Umdrehen muss ihm nicht gezeigt werden. Für den Erwachsenen ist es verlockend, dem Kind dabei zu helfen oder Tipps zu geben; die Freude und der Erkenntnisgewinn sind viel größer, wenn das Kind selbst eine Lösung finden darf. (Foto 17, 18)

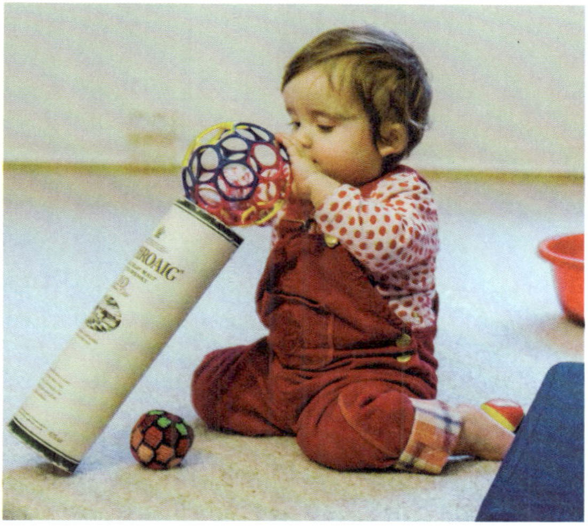

18

Was passt in diese Röhre?

Parallel zu solchen Spielen mit Materialien verschiedener Größe beschäftigt das Kind die Frage, wo es selbst oder einzelne seiner Körperteile hineinpassen. Neugierig stellt es sich gewissermaßen die Fragen: Passt mein Finger durch dieses kleine Loch? Passt mein Fuß in diesen Schlitz? Kann ich mich in diese Kiste hineinsetzen? Auf solche Weise werden ihm die Maße und Möglichkeiten des eigenen Körpers immer vertrauter, immer geübter schätzt es Größen und Entfernungen ein. (Foto 19)

19

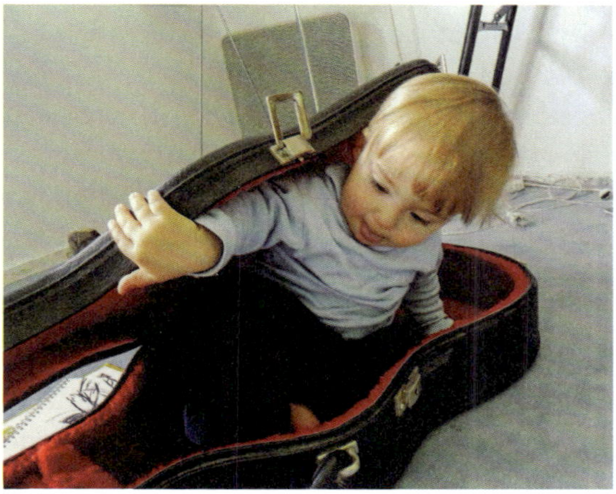

Wo passe ich hinein?

Transportieren, Sammeln, Vergleichen und Sortieren

Schiebt, zieht oder trägt das Kind Dinge von einem Ort zum anderen, erfährt es, welches Maß an Körpereinsatz und Körperspannung erforderlich ist, um einen Gegenstand zu bewegen. Oft sucht es sich besonders schwere Objekte aus, zum Beispiel Stühle, Hocker oder Kisten zum Schieben, schwere Kissen oder vollgepackte Taschen zum Tragen. Das Transportieren geht nicht selten mit einem weiteren Spielthema einher, dem Versammeln von Gegenständen an einem bestimmten Platz. Dort werden möglichst viele Dinge angehäuft, aber noch nicht nach einem bestimmten Kriterium ausgesucht oder in eine erkennbare Ordnung gebracht.

Schon bald entdeckt das Kind die Verschiedenartigkeit der Dinge, es vergleicht, erkennt gemeinsame und abweichende Eigenschaften. Anfänglich legt es vielleicht einen Kochlöffel und einen Schneebesen nebeneinander und schaut interessiert von einem Gegenstand zum anderen, da es die Ähnlichkeit der länglichen Formen bemerkt. Mit der Zeit kann es Dinge mit bestimmten Merkmalen immer sicherer von anderen unterscheiden. Es bildet Kategorien, was die Grundlage des Sammelns und Sortierens bildet.

Das Sammeln gehört für lange Zeit zum Spielrepertoire. Anfangs ist das Kind in erster Linie auf seine Tätigkeit konzentriert und beschäftigt sich weniger mit dem Ergebnis. Doch wird dieses mit der Zeit immer wichtiger. Das Kind strebt danach, immer mehr zu sammeln und seine Sammlungen zu bewahren. Schließlich möchte es alle im Raum vorhandenen Gegenstände einer bestimmten Sorte seiner Sammlung einverleiben.

In Gruppensituationen kann es leicht zu Konflikten führen, wenn ein Kind alle Puppen oder alle Tücher einsammeln möchte. Für den begleitenden Erwachsenen ist es wichtig zu wissen, dass das Sammelbedürfnis eine bestimmte Entwicklungsstufe des Spielens markiert und nicht als Zeichen von »Habsucht« missverstanden werden darf. Das Kind wird die Notwendigkeit des Teilens nach und nach erlernen. Doch sollte es mit einem ausreichenden Angebot unterstützt werden, wenn es mit dem Sammeln beginnt. (Foto 21)

Wer allerlei Gegenstände anhand bestimmter Merkmale gruppiert, vertieft seine Kenntnisse über Größen, Gewichte, Oberflächen, Formen und Farben. Das Kind ordnet gleiche Gegenstände zueinander, beispielsweise Becher, Ringe, Deckel oder Autos, und sortiert Unpassendes aus. Mit der Zeit verfeinert es die Kriterien, nach denen es sortiert. In einer fortgeschrittenen Ausformung dieses Spiels achtet es beispielsweise darauf, die roten Sandsäckchen

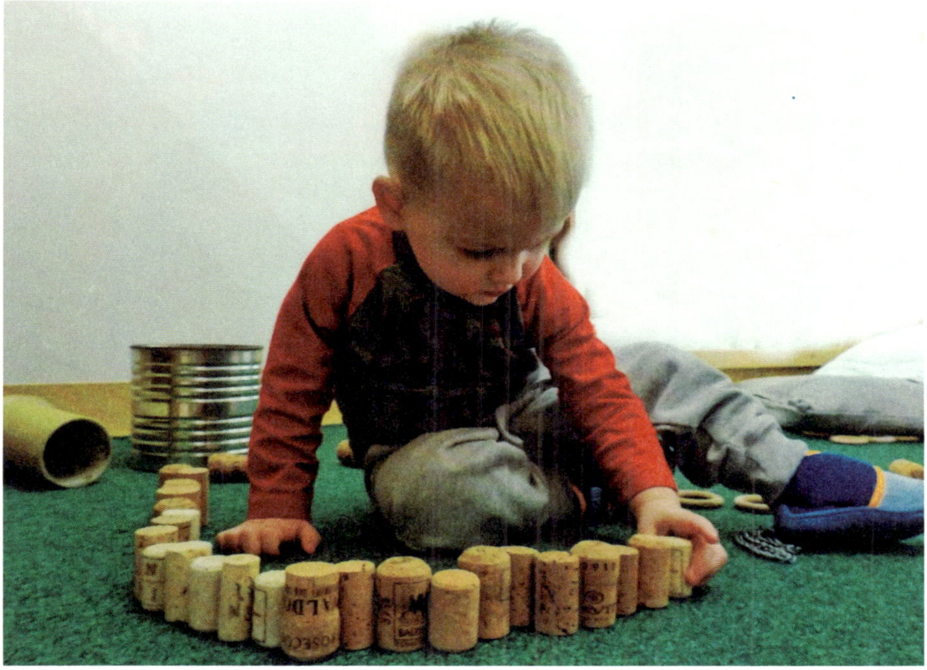

20

Das Kind beginnt, aus ähnlichen Objekten Reihen zu bilden, und bereitet damit spätere Konstruktionsspiele vor.

in eine Schüssel zu legen und die blauen in eine andere. Ebenso kann auch nach Größe geordnet werden.

Am Ende des zweiten Lebensjahrs bilden Kinder gerne Reihen, sei es aus Holztieren oder Autos, die sie gleichgerichtet und auch nach Größe geordnet aufstellen. Sie ordnen Bauklötze, Autos, Tiere oder Kieselsteine zueinander und stellen so systematische Gebilde her, die schon als Beginn späteren Bauens, als Konstruktionsspiel, begriffen werden können. (Foto 20)

Das Sammeln, Vergleichen und Sortieren beginnt am Anfang des zweiten Lebensjahres, reicht bis ins Vorschulalter und darüber hinaus. Mit dem Auswählen und Gruppieren von Gegenständen erlernt das Kind, in logischen Zusammenhängen zu denken und verschiedene Mengen zueinander in Beziehung zu setzen. So wird es eines Tages zu jedem Teller einen Löffel legen oder auf jeden Klotz ein Männchen stellen. Mit dieser Art des Anordnens von Gegenständen unterschiedlicher Gestalt beginnt das Kind, seine Umwelt aktiv zu verändern, und erfährt, dass es sie nach seinen Ideen gestalten kann.

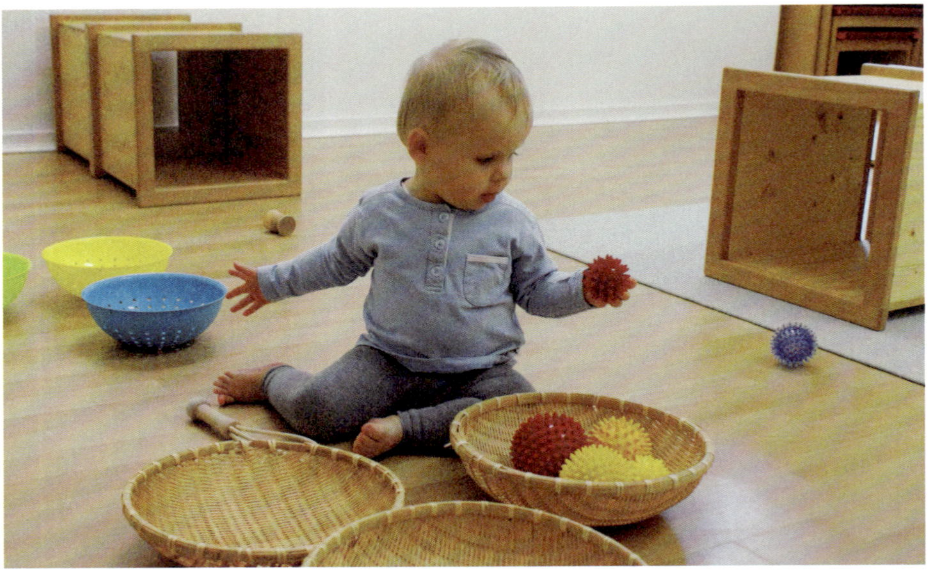
21

Das Sammeln, Vergleichen und Sortieren gehört für lange Zeit zum Spielrepertoire des Kindes.

Oft genug strahlt es dann und scheint zu sagen: Das habe ich gemacht! Ich bewirke etwas!

Didaktisches Spielmaterial

Steck- und Legespiele sind Zuordnungsspiele, die dazu gedacht sind, das Kind zur Lösung einer bestimmten Aufgabe anzuregen. Dazu zählen Puzzles, Steckkästen mit unterschiedlichen geometrischen Formen und runde oder eckige Stapelbecher, die nach Größe zu sortieren oder ineinanderzusetzen sind. Auch die von Maria Montessori entwickelten Lernspiele (Montessori-Materialien) gehören in diese Kategorie. Sie sollten erst zum Ende des zweiten Lebensjahrs angeboten werden, erst dann können sie das Spielrepertoire sinnvoll erweitern.

Die didaktischen Spielmaterialien werden nicht selten überschätzt. Diejenigen, die sie einsetzen, gehen davon aus, dass das Kind auf diese Weise »richtiges« Zuordnen nach Größe, Farbe und Form besser erlernen könne. Allerdings ist ein solches Spiel in der Regel beendet, sobald die darin enthaltene Aufgabe der Zuordnung gelöst ist. Dem Kind bleiben bei der Beschäftigung mit solchen Materialien wenig Möglichkeiten, im Spiel selbst entdeckend und erforschend tätig zu sein.

Deshalb sollte der Erwachsene nicht auf der vom Hersteller beabsichtigten Handhabung (»So ist es richtig!«) bestehen, sondern ermöglichen, dass auch diese Materialien offen benutzt werden können.

Beispielsweise kann man den Kindern Klötze geben, die in mehrere Öffnungen eines Steckwürfels passen. Die Pyramide muss nicht regelrecht auf den Stab gesteckt werden, wenn die Form dem Kind gerade nicht wichtig ist, sondern das Aufstecken an sich sein Interesse geweckt hat. Auch kann man mit diesen Holzscheiben gut bauen oder sie rollen lassen. Aus den Quadern der Montessori-Treppe kann man auch Türme oder Zäune für die Spieltiere bauen, die Einsatz-Zylinder von Montessori können auch als »Männchen« spazieren gehen, anstatt nach Größe sortiert in den vorgesehenen Block gesteckt zu werden. So können die Kinder entscheiden, ob sie didaktisches Material entsprechend des »Lerngedankens« der Erwachsenen nutzen oder ob sie gerade ganz andere Ideen damit verbinden.

Spielzeugangebote für das explorierende Spiel

Viele Materialien, die das explorierende Spiel anregen, wurden bereits erwähnt. Besonders wichtig sind verschiedenartige Behältnisse sowie kleine Dinge zum Ein- und Umfüllen. Damit die Kinder leicht in ihr Spiel finden, sollen die Materialien einladend arrangiert werden. Dafür eignen sich sogenannte Spielinseln besonders: Die Spielzeuge werden nicht nur übersichtlich in offenen Regalen angeboten, sondern auch überschaubar und ansprechend auf dem Boden bereitgestellt. Einige Schüsseln mit Bällen, Plastikflaschen und Dosen neben einem Körbchen mit Holzwäscheklammern, eine Kiste mit Schlitzen neben Dingen, die durch diese Öffnungen hindurchgesteckt werden können und Ähnliches. So werden den Kindern durch die Zusammenstellung der Materialien bereits mögliche Spielideen nahegelegt. Selbstverständlich müssen die Spielzeuge vom Erwachsenen im Lauf des Tages des Öfteren neu arrangiert werden. Je jünger die Kinder sind, desto mehr sind sie auf diese Art der Unterstützung angewiesen. (Foto 22)

Zum Ausruhen sind Rückzugsmöglichkeiten in Form von Nischen oder Körben wichtig, ausgestattet mit Polstern, Kissen oder Fell.

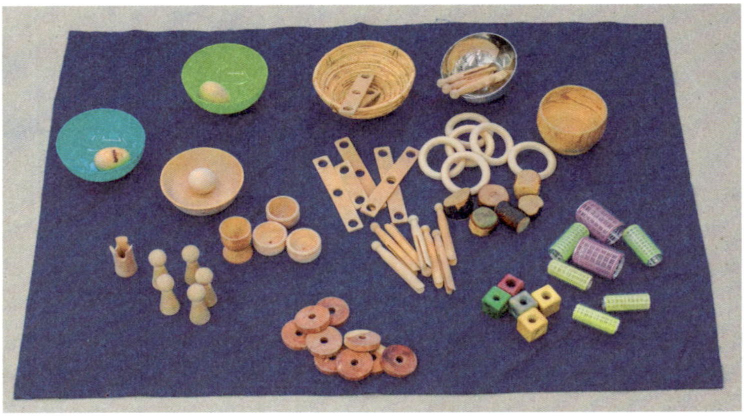

22

Kleine Dinge zum Stecken und Umfüllen.

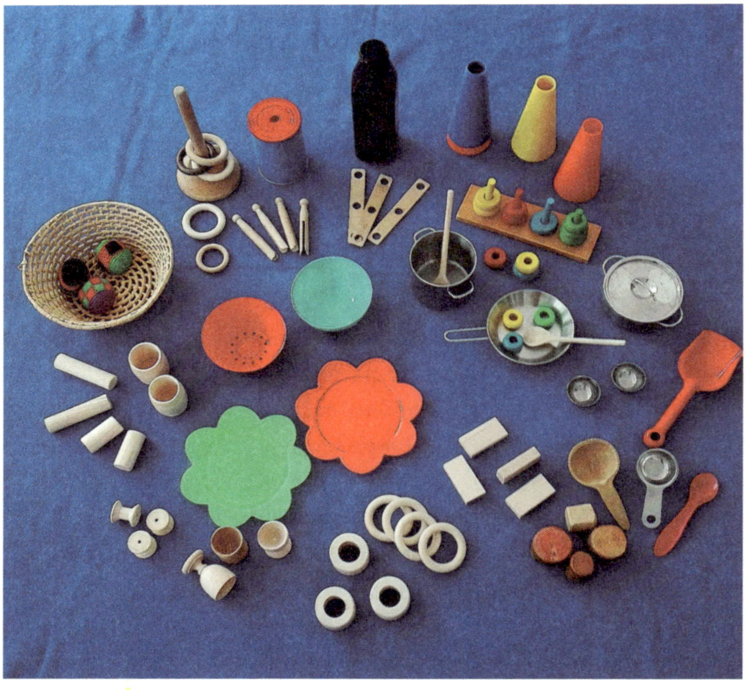

23

Für Kinder im zweiten und dritten Lebensjahr wird das Repertoire von Spielgegenständen kontinuierlich erweitert. 24

Ein- bis Zweijährige

Themen des explorierenden Spiels:
- Umschütten und Verteilen,
- Stapeln und Stecken,
- Sammeln, Vergleichen und Sortieren,
- Transportieren und Schieben,
- Reihen bilden, horizontales Bauen.

Vorbereiteter Raum:
- Am Boden vorarrangiertes Material, sogenannte Spielinseln,
- offene, leicht zugängliche Regale,
- Rückzugsmöglichkeiten.

Auswahl von Spielmaterialien:
- Behälter unterschiedlicher Größe und Form: Schüsseln, Körbe, Eimer, Wannen, stapelbare Becher, Plastikflaschen mit und ohne Deckel, Pappröhren, Siebe und Ähnliches,
- Ringe, kleine Holzkegel, -bausteine,-eier, -klammern, -scheiben, kleine Metalldeckel und Bälle,
- Taschen, schwerere Sandsäckchen, große Holz- und Plastikautos zum Schieben und Transportieren,
- didaktisches, verschieden verwendbares Spielzeug wie Lege- und Steckspiele und Ringpyramiden. (Foto 22, 23, 24)

Vom Symbolspiel zum Rollenspiel

Schon früh, manchmal bereits im Übergang vom ersten zum zweiten Lebensjahr, kann man beobachten, dass Kinder Handlungen nachahmen, die sie aus ihrem Alltag kennen. Beispielsweise führt das Kind einen leeren Becher oder eine Flasche zum Mund, als wolle es daraus trinken, rührt mit einem Spiel-Kochlöffel in einer Schüssel oder bewegt einen Schlüsselbund so, als wolle es etwas aufschließen. Diese ersten symbolischen Spiele, die auch »Als-ob-Spiele« genannt werden, imitiert das Kind anfangs nur selbst handelnd. Später kann ein Partner symbolisch einbezogen werden, etwa wenn der Teddy oder die Puppe gefüttert oder schlafen gelegt werden oder dem Erwachsenen ein Spielbecher als »Kaffee« angeboten wird.

Später benötigt das Kind nicht mehr den ursprünglich mit der Handlung verbundenen Gegenstand, um symbolisch zu spielen, jetzt reicht die bloße Vorstellung aus: Es kann Blätter oder Steinchen zum Kochen benutzen, mit einem Bauklotz telefonieren usw. Doch steht dabei immer die Nachahmung einer Alltagshandlung, die das Kind erlebt oder beobachtet hat, im Vordergrund. (Foto 25)

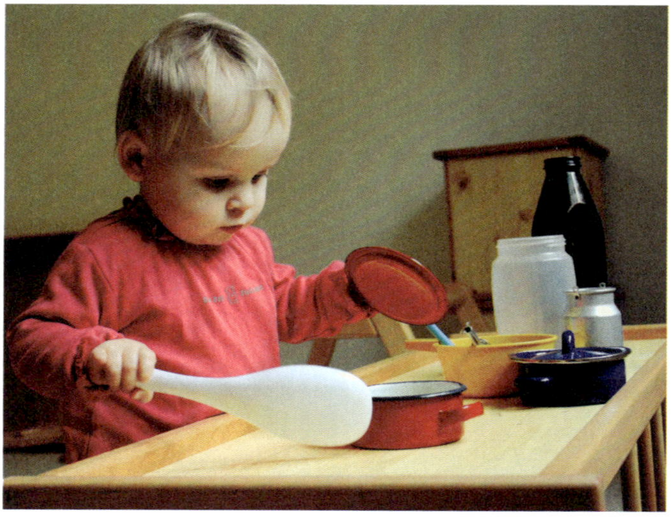

25

Mit der Zeit stellt sich die Lust am Imitieren ein, hier am Kochen. Man spricht von einem Symbol- oder Als-ob-Spiel.

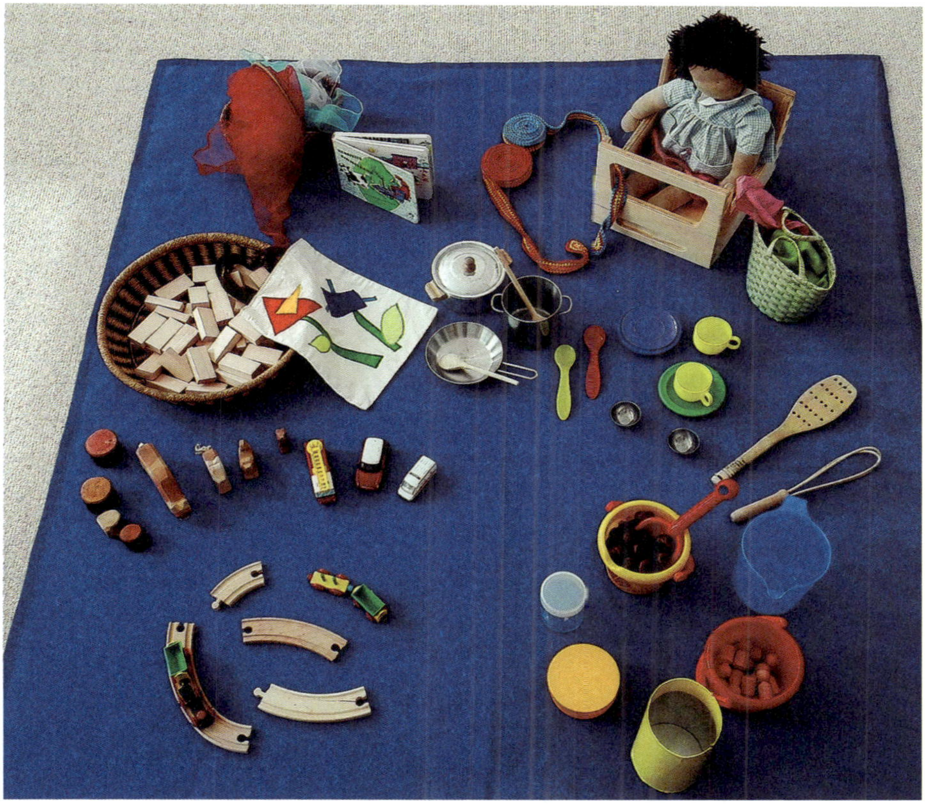

26

Materialien für symbolisches-anfängliches Rollenspiel ergänzen die Auswahl

Zum Nachahmungsspiel, das ein Vorläufer des späteren Rollenspiels ist, gehören auch Handlungen, Bewegungen oder Geräusche, mit denen Kinder zeigen, was sie gerade darstellen. Sie ahmen Motorgeräusche nach, während sie ein Auto schieben, krabbeln als Hund bellend durch den Raum oder liegen strampelnd und lallend auf dem Rücken, um zu zeigen, dass sie gerade »das Baby« sind. In der weiteren Entwicklung begleitet das Kind sein Tun sprachlich. Jedoch spielt es zunächst für sich alleine, später dann parallel zu anderen Kindern, die mit demselben Thema beschäftigt sind. Man bezeichnet das als Parallelspiel. Dabei nehmen sich die Kinder zwar gegenseitig wahr und ahmen sich gelegentlich in ihrer Tätigkeit nach, entwickeln jedoch ihr Spielthema, ohne sich direkt aufeinander zu beziehen. Im fließenden Übergang zum beginnenden Rollenspiel ergeben sich kurze gemeinsame Sequenzen, etwa wenn »Bauarbeiter« Eimer oder Schubkarren durch den Garten transportieren und im »Bauarbeiter-Tonfall« ihr Tun kommentieren oder kleine Absprachen treffen.

Die entwickelteste Form des Rollenspiels ist erreicht, wenn eine Kindergruppe Spielabläufe plant, strukturiert und in der Durchführung immer wieder neu verhandelt. Dazu bedarf es der ausgeformten Sprache und erheblicher sozialer Kompetenz. Beides wird erst im Kindergartenalter erworben, doch können die Anfänge schon in der Krippe beobachtet und als wichtige kognitive und soziale Erfahrung verstanden werden. (Foto 26)

Vom Symbol- zum Rollenspiel

Spielthemen:
- Symbolspiel, Nachahmungsspiel, Parallelspiel,
- beginnendes Rollenspiel.

Vorbereiteter Raum:
- Ausreichend viel Platz.

Auswahl von Spielmaterialien:
- Tücher, Schals, Hüte, Mützen,
- Koffer, Stofftaschen, Henkelkörbe,
- Puppen (mit Kleidung) und Stofftiere, Puppenwagen, Puppenbett,
- Puppenteller und Tassen, Löffel, Töpfe mit Deckel, Schneebesen, Siebe, Kochgeschirr, einfacher Kinderherd, nach Möglichkeit auch »echte« Töpfe und Ähnliches,
- kleine Autos, Tiere und Figuren,
- Holzeisenbahn mit Schienen zum Ineinanderstecken, größere und kleinere Autos, auch Funktionsfahrzeuge zum Beladen und Ähnliches,
- große Pappkisten.

Vielfältige Konstruktionsspiele

Im Folgenden werden die Konstruktionsspiele beschrieben. Dazu gehören: Das Bauen, Malen und Zeichnen, freies Gestalten mit Alltagsmaterialien, Sand- und Wasserspiele. Die Kinder beginnen im zweiten Lebensjahr mit den Konstruktionsspielen und setzen sie bis weit ins Schulalter hinein fort. Sie entwickeln dabei Phantasie und Freude am gestalterischen Tun. Anfänglich sind sie überwiegend an ihren Aktionen interessiert, weniger an den Ergebnissen. Später verfolgen sie mehr und mehr einen Plan und arbeiten gezielt auf ein fertiges Produkt hin.

Die Konstruktionsspiele erfordern eine genaue Vorbereitung und Begleitung. Aufgabe der Pädagoginnen ist es beispielsweise, den Umgang mit Stiften, Scheren oder Klebstoff zu vermitteln, die Materialien bereitzustellen und – besonders im Fall des Bauens – immer wieder neu zu ordnen. Allerdings sollte der Erwachsene auch im Fall dieser Spiele nichts »vormachen« oder »verbessern«. Das hemmt die kindlichen Möglichkeiten der Entfaltung und Erfahrung.

Die Entwicklung des Bauens

Wie der Kinderarzt Remo Lago bemerkt hat, baut kein Kind Türme, sofern »es sich nicht vorher mit Behältern und deren Inhalt beschäftigt hat«. Dem Bauen geht das Erkunden des Materials voran. Das Kind nimmt Bausteine in den Mund, befühlt Kanten, Ecken und Flächen, sammelt gleichartige Bausteine in Körbchen oder Taschen und transportiert sie im Raum herum, bis es sie schließlich auf dem Boden aufstellt und zueinander in Beziehung setzt.

Anders als die meisten Väter meinen, bauen Kinder aus eigener Initiative zunächst in der Horizontalen, sie legen Bauklötze aneinander, nicht übereinander. Monatelang errichten sie Straßen oder Zäune, jedoch keine Burgen. Auch beginnt die Bautätigkeit der Kinder relativ spät, nämlich gegen Ende des zweiten Lebensjahrs. Erst dann fängt das Kind an, Bausteine zueinander in Beziehung zu bringen.

Zunächst bildet das Kind durch das Nebeneinandersetzen von Bausteinen eine geschlossene Reihe auf dem Boden. Nach einiger Zeit kann man beobachten, wie das Kind einen Baustein in die Hand nimmt und diesen auf einen anderen hält – noch ohne ihn loszulassen. Damit bereitet es das vertikale Bauen vor. Als nächstes führt es zwei Bausteine, die es in den Händen hält, zusammen, jedoch ohne diese auf den Boden zu stellen. Man spricht hier vom Luftbauen, einer kurzen, selten zu beobachtenden Phase. Erst dann folgt das Übereinanderlegen der Klötze zu Block- und kleineren Turmbauten. Das rasche, noch ungenaue Schichten führt mehr oder weniger bald zum Umstürzen. Diese Erfahrung regt das Kleinkind zu vielerlei Versuchen an, die Bausteine so sorgfältig zu schichten, dass ein stabiler Turm entsteht.

Beim Bauen lernen die Kinder physikalische Gesetzmäßigkeiten, logisch-konkretes und auch abstrakt-planendes Denken. Sie »begreifen« und »erfassen« die räumlichen Gegebenheiten. Dabei erleben sie, dass sie ihre Umgebung verändern und gestalten können. Bauen ist demnach eine wichtige, in vielfältigen Variationen spielerisch betriebene Raumerfahrung. (Fotos 27–29)

Vorbereiter Raum

Für das Bauen ist ein festgelegter, etwas abgeteilter Ort günstig. Der Bauteppich soll einfarbig sein und sich von der Farbe der Klötze deutlich abheben. Die Bauklötze können auf verschiedene Behältnisse verteilt angeboten werden, zudem sollten belebende Elemente wie Autos und Figuren von Menschen und Tieren dazugelegt werden.

Materialien zum Bauen

Bausteine sollen in großer Menge vorhanden sein, aber nur in der Menge angeboten werden, die der Entwicklung entspricht. Am besten eignen sich Bausteine aus naturfarbenem Buchenholz, die mindestens vier Zentimeter lang sind. Sie sollen so geformt sein, dass das Kind sie flach hinlegen und hochkant aufstellen kann. Farbige Holzbausteine sind oft glatt, haben stark abgerundete Ecken, weshalb sie nicht gut übereinanderstehen. Außerdem ist den Kindern im Krippenalter die Farbigkeit der Steine nicht wichtig. Bauklötze mit aufgemalten Fenstern, Türen und Toren engen die kindliche Gestaltungsfreude ein.

Auch das Bauen folgt bestimmten Entwicklungsstufen: Reihen bilden, sogenanntes Luftbauen, Türme bauen.

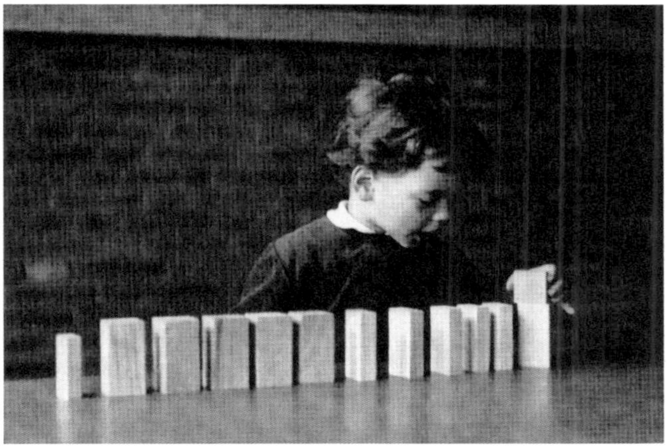

27

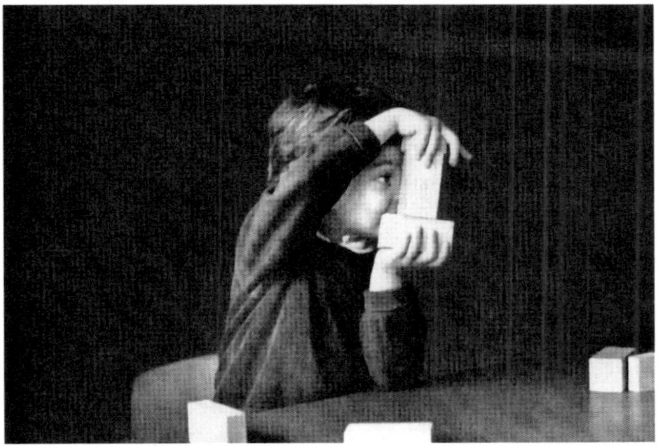

28

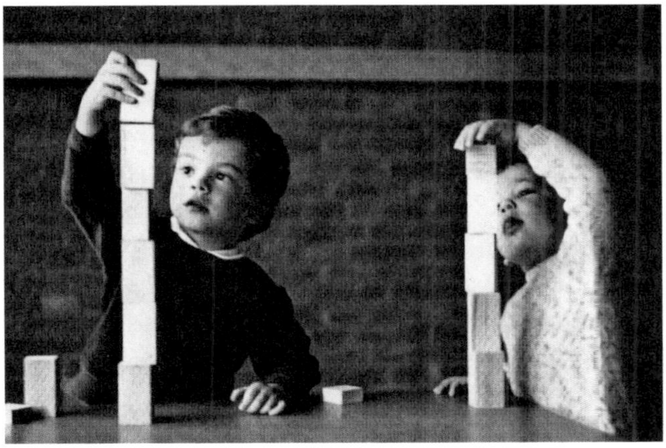

29

Duplo- oder Legosteine sind zum Erlernen des Bauens nicht empfehlenswert. Sie gehören zu den Steckspielen, deshalb können Kleinkinder damit keine statischen Erfahrungen sammeln. Legos sind erst im Kindergartenalter geeignet. Dann erfreuen sie sich bei vielen Kindern großer Beliebtheit.

Die Rolle des Erwachsenen

Für das Bauen ist es vorteilhaft, wenn die Pädagoginnen auf bestimmte Regeln achten. Die Kinder lernen, dass es einen bestimmten Bereich gibt, an dem sie ungestört tätig sein können. Falls einzelne Kinder mit Bauklötzen werfen, muss der Erwachsene eingreifen und freundlich erklären, dass dieses Verhalten andere in Gefahr bringt. Nicht selten sind jüngere Kinder mit der Menge von Bausteinen überfordert oder für das Bauen noch nicht reif genug und werfen aus diesem Grund die Klötze umher. Es ist dann hilfreich, nur eine geringe Anzahl von Bausteinen in eine Schüssel zu legen und für das Kind weitere Gefäße dazuzustellen. Es kann dann ein- und ausräumen und die Steine auf Schüsseln verteilen.

Malen und Gestalten mit Alltagsmaterialien

Das bildnerische Gestalten ist während der ersten drei Lebensjahre weitgehend kulturunabhängig, das heißt, Kinderzeichnungen sehen über die Länder- und Kulturgrenzen hinweg weltweit ähnlich aus. Mit seinen Bildern drückt das kleine Kind seine Gefühle aus und das, was es momentan beschäftigt. Lange bevor es bestimmte Dinge und Erlebnisse zeichnerisch darstellt und gestaltet, gebraucht es das Medium Malen als Form der Mitteilung. Zudem verarbeitet es mithilfe des Malens Wirklichkeitserfahrungen und daraus entstehende Phantasiewelten. Die kindliche Mal- und Zeichenentwicklung vollzieht sich in gesetzmäßigen Schritten, sie hat »nichts mit einer besonderen Begabung und Können zu tun«. Vielmehr spiegeln sich in ihr die Stufen »der feinmotorischen Entwicklung, der Beobachtungs- und Erlebnisfähigkeit, der Wahrnehmungsdifferenzierung sowie der intellektuellen und emotional-sozialen Reife«, wie Alfred Bareis hervorhebt.

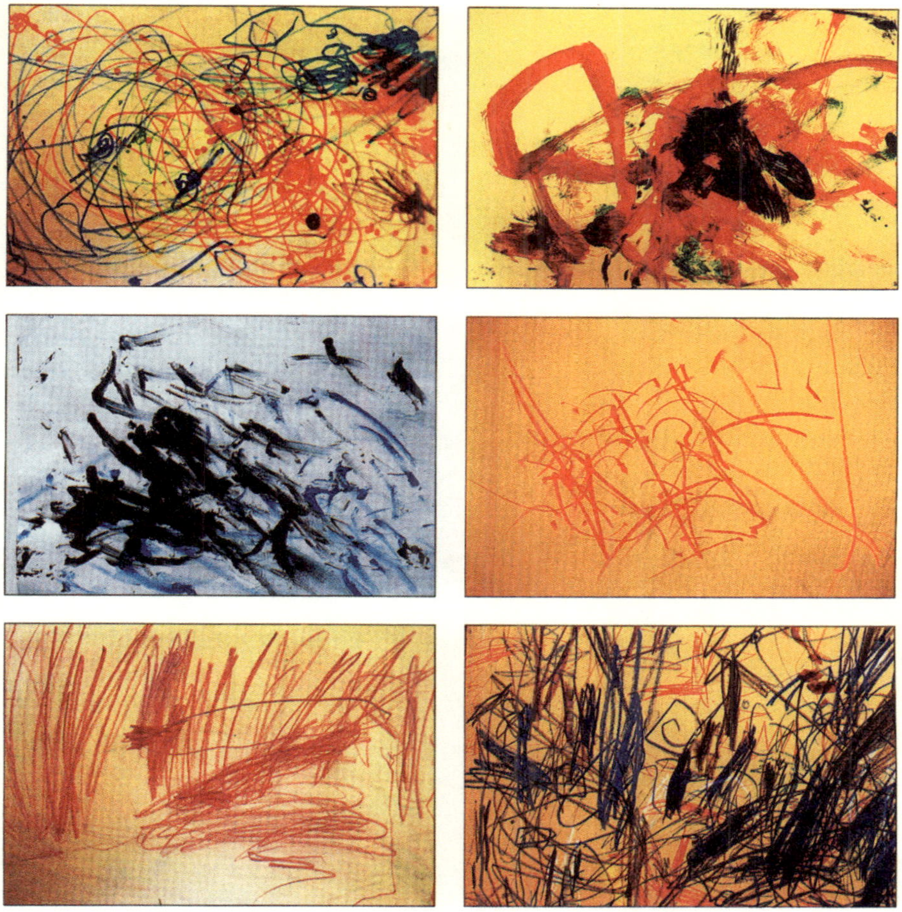

30

Auch das Malen entwickelt sich regelhaft, hier: vom Kritzelbild zum Knäuel.

Die Schritte der Malentwicklung folgen einer gewissen Gesetzmäßigkeit und sind nicht an das Alter des Kindes gebunden. Auch ein Kind, das erst später mit dem Malen beginnt, zum Beispiel weil es früher keine Möglichkeit dazu hatte, durchläuft die Stadien der Malentwicklung, allerdings in rascherem Tempo. Das Kind entdeckt Papier und Stifte und möchte Spuren hinterlassen. Auf diese Weise beginnt die bildnerische Entwicklung mit der sogenannten Kritzelstufe. Im zweiten Lebensjahr produziert das einmal motivierte Kind unzählige Kritzelbilder.

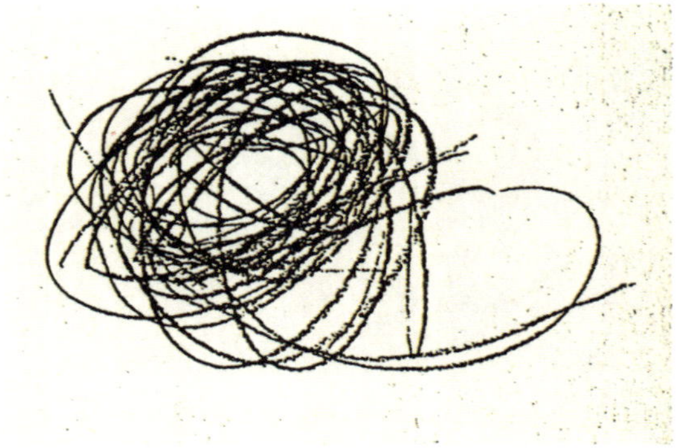

31

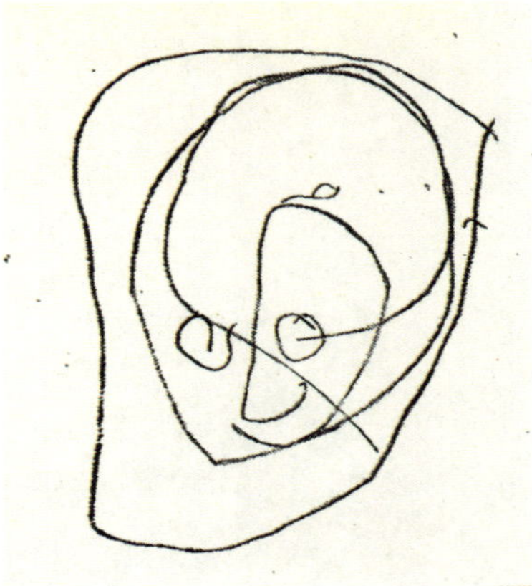

32

33

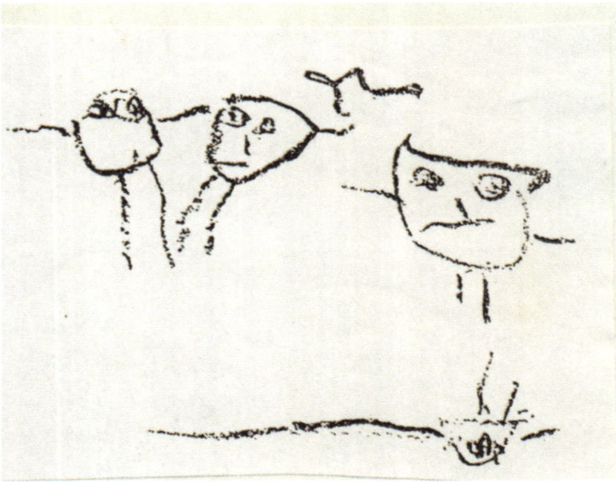

Von der ersten Darstellung eines Gesichts über den Kopffüßler zum Menschen mit Rumpf.

34

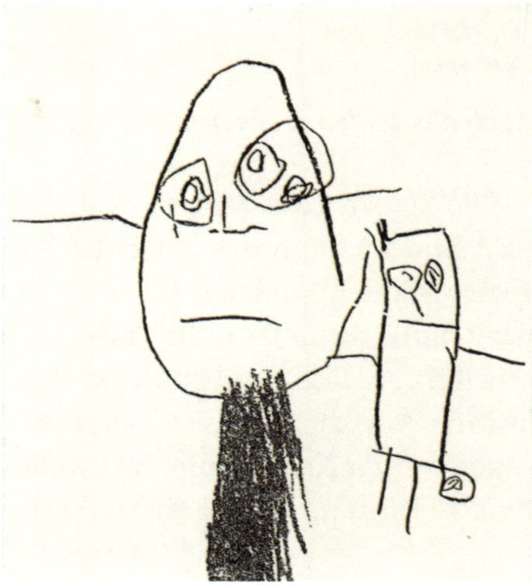

Zunächst malt das Kind mit einer grobmotorischen Bewegung aus dem Schultergelenk heraus große Schwünge auf das Papier, sticht mit dem Stift Löcher hinein und begleitet sein Tun mit allerlei fröhlichen Lauten. Mit der Zeit entwickelt es die Fähigkeit, aus dem Handgelenk heraus kreis- und spiralförmige Kritzelbilder zu schaffen. Dabei handelt es sich nicht um das Darstellen bestimmter Dinge, sondern um den zeichnerischen Ausdruck von Bewegungen, der untrennbar mit der motorischen Entwicklung verbunden ist. In der Regel benennt das Kind sein Werk nicht, sondern ist daran interessiert, möglichst viele Bilder herzustellen. (Fotos 30–34)

Im Verlauf des dritten Lebensjahrs gelingen erste Darstellungen des Menschen. Das Kind malt einen Kreis, aus dem nach verschiedenen Seiten Linien herauswachsen. Damit beginnt ein neuer Entwicklungsschritt: Die ersten »Kopffüßler« entstehen. Wobei diese Bezeichnung irreführend ist, denn die Kinder meinen mit dem zentralen Kreis nicht einen Kopf mit Füßen und Armen, sondern den ganzen Menschen.

Gegen Ende des zweiten Lebensjahrs interessieren sich die Kinder zunehmend für Alltagsmaterialien wie Pappröhren, Eierkartons, Schachteln, Woll- und Stoffreste, Kataloge und bunte Papiere aller Art. Sie lernen die unterschiedlichen Materialien kennen und beginnen, diese nach ihren Ideen zu nutzen und zu gestalten. Zunächst reißt das Kind Papier, erst nach und nach lernt es den Umgang mit Schere und Klebstoff, um aus dem vorhandenen Material etwas Neues zu schaffen. Die Lust, ein eigenes Produkt herzustellen, entsteht nicht aus vorgegebenen Bastelangeboten, die zwangsläufig der Vorstellungswelt des Erwachsenen entspringen. Im Kindergartenalter sind konkrete Angebote und die damit verbundenen Anleitungen notwendig, nicht jedoch für Krippenkinder.

Vorbereiteter Raum

Sobald sich Krippenkinder für Papier und Stifte interessieren, braucht es einen festen Ort für das Malen und Gestalten. Dort sollte ein mit Wachstuch bespannter Tisch stehen, zudem eine Staffelei oder Wandtafel. Im Freien können Bodenplatten mit Kreide bemalt werden.

Materialien

Papier in unterschiedlichen Stärken, Oberflächen und Formaten; dicke und dünne Wachsstifte, Wachsmalblöcke, Buntstifte, Bleistifte (gut sortiert und angespitzt), Kreiden, flüssige Farben (zum Beispiel Tapetenkleister, angerührt mit Farbpigmenten) und dicke Pinsel. (Filzstifte sind nicht selten giftig, trocknen schnell aus und erlauben hinsichtlich des Strichs und der Farbtönung nur geringe Variationsmöglichkeiten.) Alltagsmaterialien zum Gestalten, Kinderscheren und geeigneter Klebstoff.

Rolle der Erwachsenen

Kinder, die zu malen und zu gestalten beginnen, müssen vom Erwachsenen mit einigen Regeln vertraut gemacht werden. Sie sollen lernen, dass es vorgegebene Orte gibt, wo sie möglichst ungestört ihre Ideen verwirklichen können, sie sollen aber auch wissen, dass Tische, Wände und Bilderbücher nicht bemalt werden dürfen oder dass die Malutensilien nicht in andere Spielecken getragen werden sollen. Ein Tisch im Gruppenraum oder ein abgegrenzter Bereich für kreatives Gestalten ist sinnvoll. Schablonen, Ausmalbücher, Vorlagen zum Malen und Zeichnen oder das Vormalen stören die Kreativität der Kinder. Die Pädagoginnen bereiten den Rahmen und die Materialien vor, ermuntern die Kinder, greifen jedoch nicht in die eigenständige Entwicklung der kindlichen Bildsprache oder Konstruktionsfreude ein.

Traditionelle und angeleitete Spiele

Für Kinder im Krippenalter kommt es unter pädagogischen Gesichtspunkten vor allem darauf an, selbstinitiiertes Spiel entsprechend ihrer Entwicklung zu ermöglichen. Dieses wohlvorbereitete und aufmerksam begleitete freie Spiel sollte den größten Teil des Tages umfassen. Es verhilft den Kindern zu eigenen Lernschritten, zu Selbsterfahrung und Selbstvertrauen. Daneben gibt es jedoch Spiele, die Kinder aus der kulturellen Tradition heraus von Erwachsenen lernen, die ebenfalls ihren Wert haben und kindlichen Bedürfnissen entsprechen.

Dazu zählen Finger- und Bewegungsspiele, das gemeinsame Singen oder elementare Formen des Musizierens. Dabei kann das Kind einfache Regeln lernen, vorgegebene Bewegungsabläufe nachahmen und gereimte Sprache mit Melodien verbinden. Im Verlauf des dritten Lebensjahrs erlebt es sich zunehmend als Teil der Gruppe und genießt gemeinsame Aktivitäten. Diese Angebote sind bereichernd, sofern sie nicht zu lange dauern und die Kinder nicht zur Teilnahme gezwungen werden. Das Vermögen, still zu sitzen, wird im Fall von Zweijährigen oft überschätzt und daher überstrapaziert.

Natürlich gehören auch Bücher zur kulturellen Tradition. Einfache Bilderbücher wecken bei vielen Kleinkindern zunächst das Interesse am Material. Das Umblättern interessiert sie deutlich mehr als die Abbildungen selbst. Doch werden diese nach und nach wichtiger. Am Geeignetsten sind einfache, klare Bilder von bekannten Gegenständen oder Tieren, in übersichtlicher Gestaltung.

Das gemeinsame Anschauen von Bilderbüchern mit der Pädagogin schafft Vertrautheit. In einer solchen Atmosphäre entwickeln die Kinder selbst die Initiative und zeigen auf Bilder, die sie benannt haben möchten. Sie freuen sich dann sichtlich über eine Wiederholung des Begriffs und lernen, die Bilder mit realen Objekten – etwa einem Auto oder einem Apfel – zu verbinden. Das Betrachten von Bilderbüchern fördert die Sprachentwicklung, indem der Erwachsene auf den fragenden Blick oder die Frage des Kindes eine klare Antwort gibt. Das kann sich öfter wiederholen, wodurch sich die Kinder allmählich die Begriffe einprägen. Allerdings sollten diese nicht abgefragt werden (»Was ist denn daaas?«). Belehrende Untertöne sind auch hier nicht hilfreich. Das Vorlesen von Texten gehört nicht in den Krippenalltag, weil es erst für über dreijährige Kinder geeignet ist.

Das freie Spiel pädagogisch begleiten

Erwachsene und Krippenkinder

Das freie Spiel im Tagesablauf

Die Verantwortung für den Ablauf und die Struktur des Tages liegt bei den Pädagoginnen. Sie sorgen für ausreichende und feste Zeiten zum freien Spielen. Das Kleinkind braucht keine von Erwachsenen geplanten Programme, sondern Zeit und Muße zum vertieften Spiel. Von den Pädagoginnen initiierte Angebote wie Bastelarbeiten oder Rituale wie der Morgenkreis sind erst im Kindergartenalter sinnvoll.

Nicht selten muss das auch Eltern erklärt werden, die sich von vermeintlich anregenden Vorgaben eine besondere Förderung ihrer Kinder erhoffen. Ihnen sollte dargelegt werden, dass vorhersehbare Abläufe, die auf die Bedürfnisse der Kinder abgestimmt sind, von höherem pädagogischem Wert sind als Frühförderangebote oder Ausflüge. Ein wiederkehrender Tagesablauf, der den Kindern Orientierung bietet, gibt innere Sicherheit und Ruhe. So entsteht eine entspannte Atmosphäre als Voraussetzung für ein gelingendes freies Spiel: Die Kinder können sich auf ihr Tun konzentrieren, weil sie spüren, dass sie von den Pädagoginnen gesehen und ihre Grundbedürfnisse befriedigt werden, ohne dass sie darum kämpfen müssen.

Nach unseren Erfahrungen gelingt eine solche Tagesstruktur am besten in altersgleichen und möglichst kleinen Gruppen. So kann es sinnvoll sein, aus einer altersgemischten Gruppe, die über zwei Räume verfügt, zwei Kleingruppen entsprechend der Entwicklung zu bilden oder auch die Gruppe zu entzerren, indem sich ein Teil im Garten aufhält, während der andere Teil drinnen spielt. Offene Arbeit, Funktionsräume, Entscheidungen, an welchen Angeboten man teilnehmen möchte und an welchen nicht, sind im Kindergartenalter interessant - Krippenkinder werden damit eindeutig überfordert.

Der Alltag in Krippen wird von pflegerischen Tätigkeiten, Essens- und Schlafenszeiten relativ stark bestimmt. Für die Pädagoginnen ergibt sich daraus die in der Praxis komplizierte Herausforderung, den Bedürfnissen jedes Kindes gerecht zu werden. Da das Wickeln, Umziehen, Füttern und der Beginn des selbständigen Essens individuell vonstattengehen sollen, stellt sich die Frage, wie diese Tätigkeiten mit genügend Ruhe in den Tagesablauf integriert werden können.

Das geschieht am besten fließend. Das heißt, dass es in der Krippe keine starren, sondern individuelle, gleitend über den Tag verteilte Essens- und Schlafenszeiten geben sollte. Dafür sprechen mehrere Gründe: Zum einen differieren die Schlaf- und Essrhythmen in diesem Alter noch stark, zum anderen werden auf diese Weise Wartezeiten vermieden. Kinder können im Krippenalter noch nicht warten. Sie sind noch nicht in der Lage, Geduld aufzubringen, und werden daher von Wartesituationen überfordert. Deshalb ist es nicht sinnvoll, wenn sich Krippenkinder alle zugleich im Bad oder an der Garderobe drängen oder alle gemeinsam am Tisch sitzen müssen, obwohl sie noch der persönlichen Hilfe bedürfen.

Es hat sich bewährt, dass die Kinder einzeln oder in kleinen Gruppen ihr Essen bekommen, während die Kinder, die später an der Reihe sind, noch spielen. Praktisch kann das so aussehen: Während eine Pädagogin das Spiel der Gruppe begleitet, ist die zweite Pädagogin nach einer festgelegten Reihenfolge einzelnen Kinder beim Umziehen oder Essen behilflich, im späteren Krippenalter auch zwei oder drei Kindern zugleich. Diese Vorgehensweise erfordert klare Absprachen im Team, bringt letztlich aber für alle Beteiligten Ruhe und Sicherheit in den Tagesablauf. Am Ende der Krippenzeit wird der Rhythmus langsam einheitlicher, und im Alter von drei Jahren haben die meisten Kinder die Reife erlangt, um sich einem weniger individuellen Ablauf in einer größeren Gruppe anzupassen.

Zuschauen, beobachten, verstehen

Wenn der Erwachsene den Kindern beim Spielen immer wieder aufmerksam zuschaut, kann er die Spielentwicklung und die Spielthemen der Kinder erkennen. Auf dieser Grundlage kann er die geeigneten Spielgegenstände auswählen, weniger Interessantes wegräumen oder das Angebot um neue Spielmaterialien erweitern. Ziel des Zuschauens ist es, jedes Kind gut zu kennen, zu wissen, was es gestern und an den Tagen davor gespielt und was es daran besonders interessiert hat.

Darüber hinaus ist die Beobachtung die Grundlage für eine tiefergehende Dokumentation der Spielentwicklung, in der auch die Fortschritte und Vorlieben der einzelnen Kinder festgehalten werden. Auf diese Weise entsteht ein individuelles Bild, das auch den Kolleginnen und Eltern vermittelt werden kann. Beim genauen Zuschauen und Reflektieren entwickelt die Beobachterin weitere Fragen und kann verhindern, dass Kinder übersehen werden, die wenig vertieft spielen und durch ihr ruhiges Verhalten in der Gruppe nicht auffallen. Doch benötigen gerade diese Kinder besondere Unterstützung.

Spiele zwischen Kind und Erwachsenem

Erste Spiele zwischen Kind und Erwachsenem beginnen schon im Säuglingsalter und bereiten beiden Seiten viel Spaß. Bereits im ersten Lebensjahr initiiert das Kind Guck-Guck-Spiele und neckt den Erwachsenen in Pflegesituationen, indem es mit schelmischem Lachen entgegen dessen Aufforderung handelt. Es stärkt das vertrauensvolle Miteinander, wenn der Erwachsene humorvoll auf diese Spiele eingeht. Später kommen Ball-rollen-lassen-und-zurück-rollen, Geben und Nehmen und das Einbeziehen in sogenannte Als-ob-Spiele dazu. Das Kind bietet der Pädagogin beispielsweise einen Sandkuchen an, die Pädagogin geht auf das Spiel ein und tut so, als ob sie probiere. Das Kind freut sich darüber, dass sein Angebot angenommen wird. Das Spiel geht vom Kind aus, der Erwachsene lässt sich ein, tut aber gut daran, keine führende Rolle zu übernehmen oder mit seinen Vorschlägen das Spiel zu erweitern. Wenn das Kind den Erwachsenen in ein Symbolspiel einbezieht, ist es sinnvoll, nach einiger Zeit auf freundliche Weise wieder aus dem Spiel auszusteigen, um dem Kind wieder eigenständiges Agieren zu ermöglichen. Der Erwachsene ist nämlich nur ausnahmsweise Spielpartner des Kindes.

Sprachliche Begleitung

Die Art und Weise, wie die Pädagoginnen mit den Kindern sprechen, beeinflusst die Atmosphäre wesentlich. Eine freundliche, individuelle Ansprache fördert die ruhige und ausgeglichene Stimmung in der Gruppe. Im Krippenalter fühlen sich Kinder noch nicht vorrangig als Teil einer Gemeinschaft. Wichtiger als die anderen Kinder sind ihnen die guten Beziehungen zu Erwachsenen. Daher ist das sprachliche Band zu den Pädagogen der Gruppe für jedes einzelne Kind existentiell bedeutsam. Gerade in Situationen, in denen sich Kind und Erwachsener nahekommen, zum Beispiel beim An- und Ausziehen, Wickeln oder Essen, steht das kommunikative Miteinander im Vordergrund. In Spielsituationen stellt sich die Frage, was die Pädagoginnen wann und wie sagen sollen und wann ihr Sprechen die Kinder möglicherweise in deren Spiel stört.

Es hilft dem Kind, wenn es von der Pädagogin persönlich angesprochen wird. Das sollte nach Möglichkeit nicht von schräg oben geschehen, sondern buchstäblich auf der Augenhöhe des Kindes. Anfangs kann es lange dauern, bis ein Kleinkind die Aussage des Erwachsenen aufgenommen hat. Der Erwachsene tut gut daran, sich Zeit zu nehmen, bis aus der Reaktion des Kindes deutlich wird, dass er verstanden wurde. Einfache, klare Worte, bei Bedarf Wiederholungen, in ruhigem Ton gesprochen, wirken auf Kinder orientierend und geben ihnen Sicherheit, auch dann, wenn sie selbst noch nicht oder wenig sprechen. Ansagen an die gesamte Gruppe, über die Köpfe der Kinder hinweg, gar mit erhobener Stimme, stören und verwirren und werden von den Kindern nur schwer verstanden.

Ein Kind, das aufmerksam spielt, braucht weder Kommentar noch Ansporn von Erwachsenen. Womöglich sucht es nach einiger Zeit von sich aus den Blick der Pädagogin, weil es sich über die Ergebnisse seines Tuns freut und das mitteilen möchte. Dann ist es natürlich angebracht zu antworten. Dabei kommt es darauf an, nicht einfach »toll« oder »sehr schön« auszurufen, sondern das Tun des Kindes in ganzen Sätzen zu würdigen. Etwa so: »Ein wirklich hoher Turm. Er war gewiss nicht einfach zu bauen.« Oder auch so: »Du freust dich, dass alle Wäscheklammern in die Flasche gepasst haben. Ich habe gesehen, wie du sie hineingesteckt hast.« Die Tätigkeit des Kindes mit kurzen, treffenden Worten und mit Anteilnahme zu beschreiben, bedeutet Anerkennung. Überschwängliches Lob kann dagegen verwirren. Kinder werden leicht vom Lob des Erwachsenen abhängig und können so in eine Situation geraten, in der sie mehr dem Erwachsenen zuliebe aktiv sind, denn aus eigenem Antrieb.

Es kann hilfreich sein, das Kind anzusprechen, wenn es umherschaut, etwa auf der Suche nach einer weiteren Spielsache. Wenn man ahnt, was es sucht, kann man das Kind auf den Gegenstand hinweisen, vor allem dann, wenn es sich in der Umgebung noch nicht gut auskennt, oder fragen, was es sucht. Um das Spiel des Kindes zu unterstützen, kann man auch zusätzliches Material in seine Nähe stellen, sei es ohne Worte oder mit einem kurzen Kommentar: »Ich habe dir noch mehr Autos gebracht, falls du sie brauchst.«

Die Art, wie man mit Spielzeug umgeht, ohne Schaden anzurichten, muss sprachlich vermittelt werden. Die Kinder benötigen durchaus sachliche, jedoch nicht moralisierende Hinweise wie zum Beispiel: »Der Korb geht kaputt, wenn du darauf stehst! Bitte komm herunter!« oder: »Du kannst auf dem Papier malen, aber nicht auf der Wand.« Wichtig sind dabei der ruhige Ton und die Begründung. Dabei ist selbstverständlich darauf zu achten, dass das Kind die nötige Reife hat, um die Erwartungen zu verstehen und dieser mit der Zeit zu folgen. Umgekehrt sollten zum Beispiel Buntstifte erst dann angeboten werden, wenn das Kind in der Lage ist, diese in einem dafür vorgesehenen Rahmen einzusetzen.

Für das Kind ist es hilfreich, wenn ihm im Fall einer Einschränkung eine Alternative angeboten wird: »Mit den Bauklötzen darf man nicht werfen, weil sie ein anderes Kind treffen können, aber mit den weichen Bällen darfst du im Zimmer werfen. Schau, du findest sie dort in der Kiste.« Damit wird nicht die Handlung des Kindes insgesamt abgelehnt, sondern auf ungefährliches Material gelenkt.

Selbstverständlich entstehen zwischen spielenden Kleinkindern auch Konflikte. Dann benötigen sie oft die Hilfe des Erwachsenen. Manche Konflikte lösen sich von selbst, indem die Kinder einen Ausweg finden, mit dem beide Seiten zufrieden sind. Auch wenn diese Lösungen nicht immer dem Gerechtigkeitssinn des Erwachsenen entsprechen, bedarf es hier keiner Einmischung der Pädagogin. Wenn sich der Streit jedoch verhärtet, ist die Pädagogin gefordert. Sie schlichtet den Streit, ohne dabei ein Kind zu beschämen oder zu beschuldigen; sie besänftigt die erhitzten Gemüter und bietet Auswege an. Dabei geht es nicht um ein Auftreten des Erwachsenen als moralische Instanz, die zwischen »Täter« und »Opfer« unterscheidet, sondern darum, sich in beide Kinder hineinzudenken, ihre unterschiedlichen Gefühle zu verstehen und zu akzeptieren, Trost zu spenden und ihnen den Weg zurück zum Spiel zu ebnen. Regeln, die den Kindern geduldig vermittelt werden, helfen Konflikten vorzubeugen, beispielsweise die Abmachung, dass das Kind, das noch mit einem Spielmaterial beschäftigt ist, damit ungestört zu Ende spielen darf, oder die Regel, anderen Kindern nichts aus den Händen zu nehmen. Auch eine größere Anzahl von gleichen oder ähnlichen Spielgegenständen, auf die man bei Streitigkeiten um ein Spielzeug hinweisen kann, vermindert Konfliktsituationen oder hilft, sie gut zu bewältigen.

Spielumgebungen vorbereiten

Wie soll ein Raum gestaltet sein, in dem Kleinkinder ihre Bedürfnisse nach Bewegung und Spiel ausleben können? Prinzipiell spielen sie im Krippenalter auf dem Boden, und da sie sich schnell entwickeln, muss die Raumstruktur ohne größere Umstände leicht verändert werden können. Dem steht in vielen Krippen zweierlei im Weg: zu viele Tische mit Stühlen und feste Einbauten wie verschieden hohe Ebenen oder Rutschen, die sich wohlmeinende Architekten ausgedacht haben. Doch sind in erster Linie ausreichender Platz zum Spielen auf dem Boden, Raum für Bewegung und Rückzugsorte erforderlich. Tische und Stühle schränken den Raum ein und sollten auf ein Minimum reduziert werden. Statt Stühlen können niedrige Hocker sinnvoll sein, da sie nicht nur als Sitzgelegenheiten beim Essen, sondern auch als Spiel- und Bewegungselemente genutzt werden können. Feste Einbauten im Krippenraum sind häufig überfordernd und bedürfen der Aufsicht durch den Erwachsenen. Sie können nicht flexibel dem Bedürfnis und Entwicklungsstand der Kinder angepasst werden und sind daher nicht zu empfehlen.

Neben den Spielflächen auf dem Boden bieten bereitgestellte Bewegungsgeräte Anregungen: beispielsweise eine schräge Ebene, ein Kriechtunnel, Podeste, eine Dreiecks- oder Bogenleiter. Diese dürfen weder ein Kind in der Gruppe überfordern, noch die Hilfe vom Erwachsenen voraussetzen. Neben Bewegungsangeboten benötigen Kleinkinder aber auch Rückzugsmöglichkeiten. Dazu eignen sich abgeteilte Nischen, Bettchen oder größere Hundekörbe.

Werden Kinder unterschiedlichen Entwicklungsalters in einer Gruppe betreut, empfehlen sich klare Differenzierungen. Kinder, die noch nicht laufen, sollten in einem abgeteilten Bereich ungestört auf ihre Weise spielen und sich bewegen können. Umgekehrt gilt es auch, die Spiele der größeren Kinder – etwa deren Bauwerke – vor dem Zugriff der kleineren zu schützen, um auf diese Weise Konflikte zu vermeiden.

Der Erwachsene beseitigt Gefahrenquellen und sorgt für gute Beleuchtung und Temperatur. Von Erwachsenen hergestellter Zimmerschmuck, aufdringliche Farben oder bemalte Fenster wirken optisch unruhig und sind überflüssig.

35

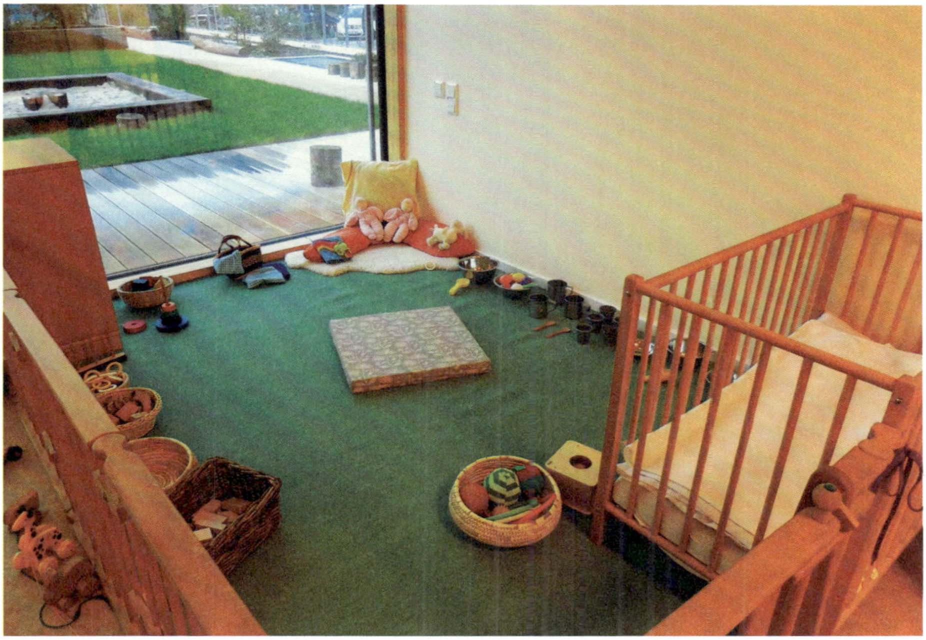

36

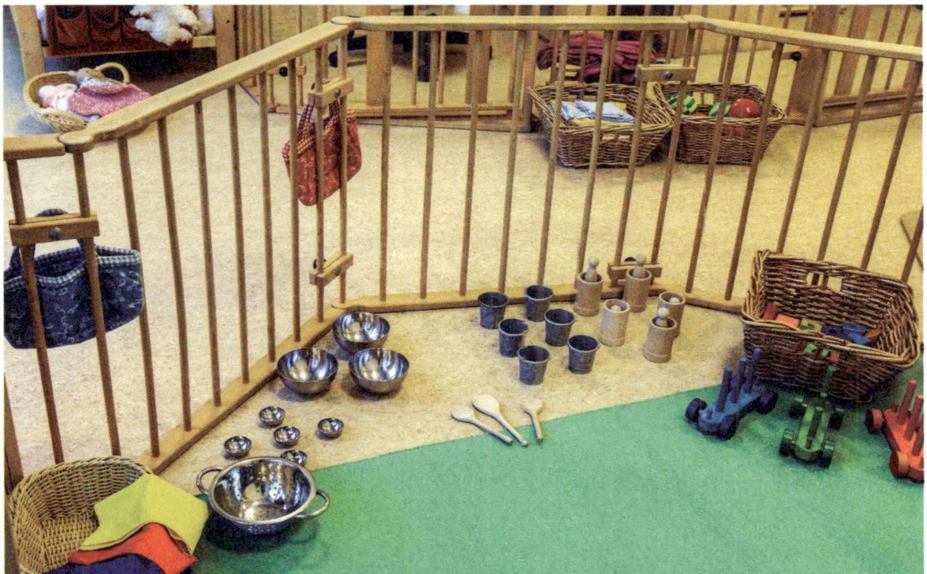

Zu den Aufgaben der Pädagoginnen gehört es, den Raum mit spielerischen Angeboten vorzubereiten, die dem Entwicklungsstand der Kinder entsprechen.

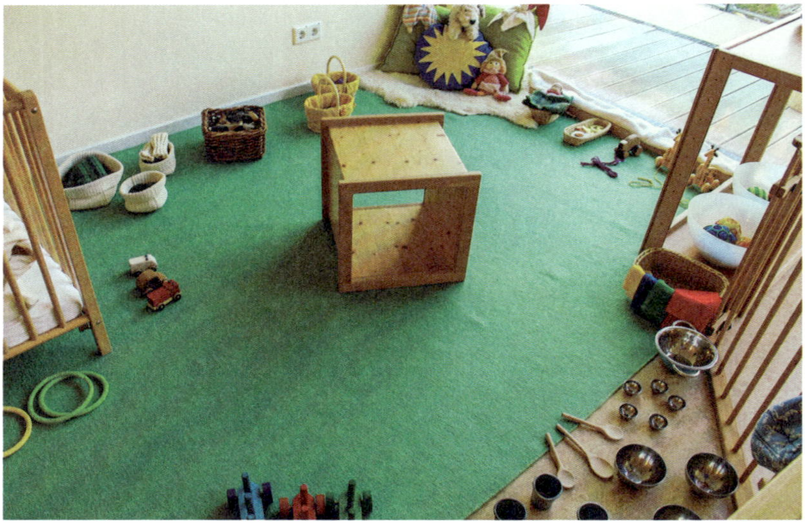 37

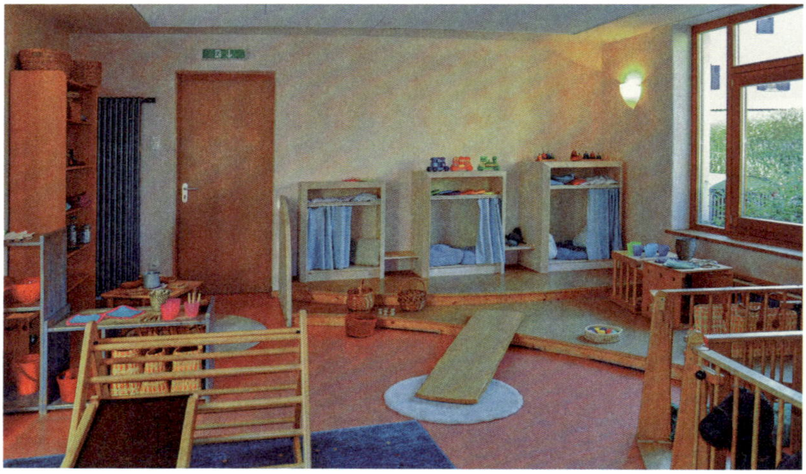 38

Auch Rückzugsmöglichkeiten gehören zu einem gut vorbereiteten Raum.

Passendes Spielzeug geordnet bereitlegen

Kleinkinder sind in der Regel überfordert, aus unübersichtlich oder schwer zugänglich dargebotenen Spielmaterialien auszuwählen. Deshalb werden in Krippen die bereits beschriebenen Spielinseln eingerichtet und die vorhandenen Materialien wohlgeordnet so platziert, dass sich die Kinder leicht orientieren, ihr Spielthema selbst finden, aus eigener Initiative und eigenen Ideen folgend beschäftigen. Für Kinder, die robben oder krabbeln, sollten im Raum verteilt mehrere Spielinseln mit unterschiedlichen Spielgegenständen vorbereitet werden, zum Beispiel mehrere gleiche und unterschiedliche Behältnisse, die sich ausleeren, füllen und stapeln lassen. (Fotos 35–40)

Für Kinder, die bereits laufen, können die Spielgegenstände sowohl in offenen Regalen als auch gut sortiert in Körben oder Kisten bereitliegen, doch

39

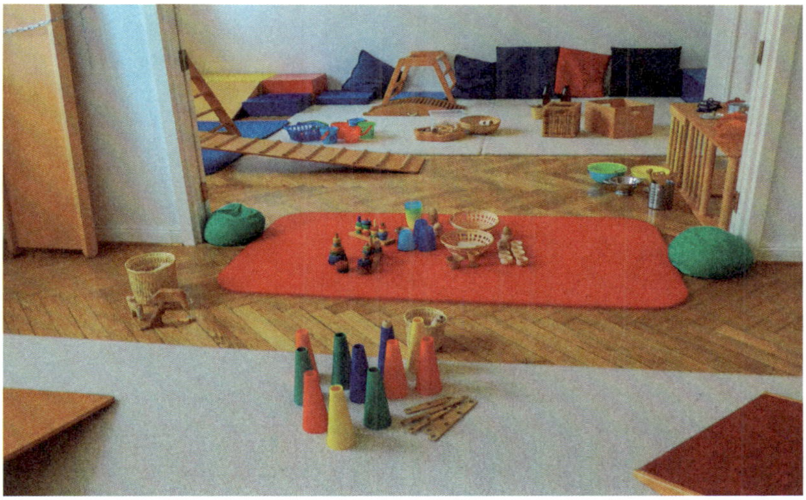

40

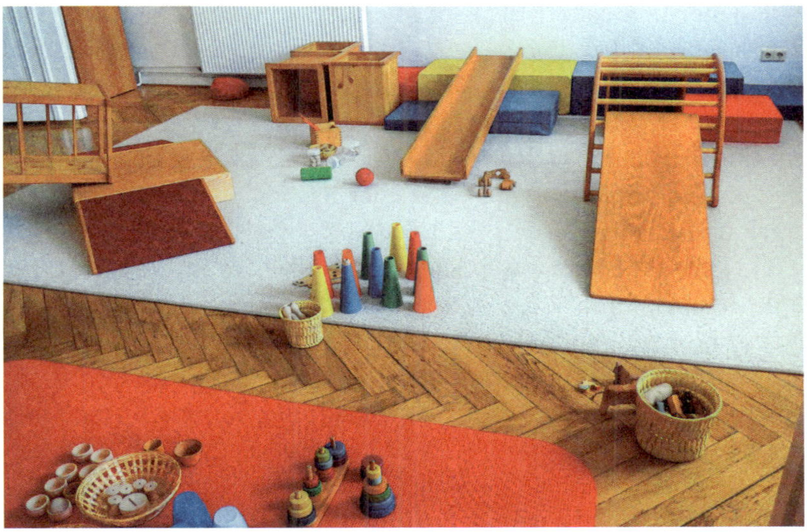

Spielraum einer Eltern-Kind-Gruppe.

sollten auf dem Boden gleichfalls vorbereitete Materialien leicht zu finden sein. Auch Kinder, die das Laufen bereits gelernt haben, planen ihr Spiel zumeist noch nicht, sondern spielen spontan mit den Dingen, die sie antreffen. (Foto 41, 42)

Dem Erwachsenen kommt die Aufgabe zu, beobachtend herauszufinden, wofür sich das Kind zur Zeit interessiert und womit es gerne spielt. In einer

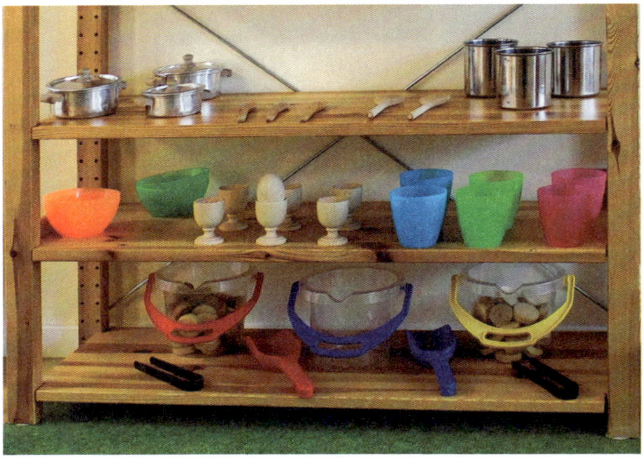

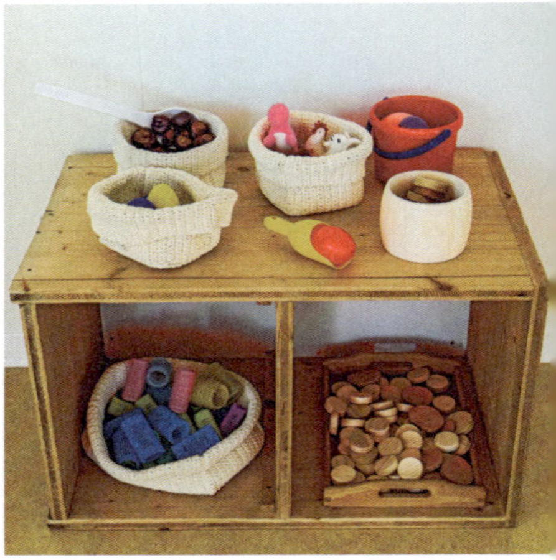

41 ***Spielzeuge werden übersichtlich in offenen Regalen angeboten und immer wieder sortiert.*** 42

Krippengruppe sollten die Pädagoginnen wissen, was jedes einzelne Kind am Vortag gespielt hat, und darauf achten, ob es am folgenden Tag dieselben Materialien oder eventuell ergänzende in sein Spiel einbeziehen möchte. Auf diese Weise unterstützen die Pädagoginnen den nächsten Entwicklungsschritt, während die Kinder diese Art aufmerksamer Begleitung positiv erleben und empfinden: »Meine Erzieherin weiß, was ich gerne spiele, sie kennt mich und ich bin ihr wichtig.«

Da sich in Gruppen stets mehrere Kinder für ein gleiches oder ähnliches Spielthema interessieren, ist es sinnvoll, die Materialien an unterschiedlichen Spielstationen mehrfach bereitzustellen. Das verringert Konfliktpunkte zwischen den Kindern deutlich und hilft, eine ruhige und entspannte Atmosphäre zu schaffen, sodass sich die Kinder sorglos in ihr Spiel vertiefen können.

In diesem Sinn ist es zweckmäßig, den Gruppenraum vorzubereiten, bevor die Kinder morgens gebracht werden. Das kann abends oder morgens ge-

43

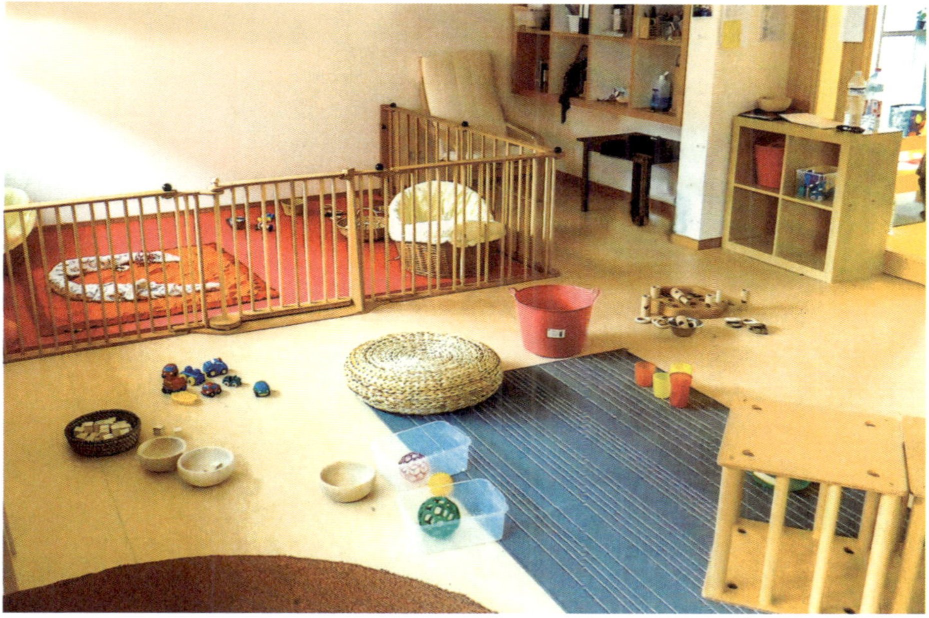

44

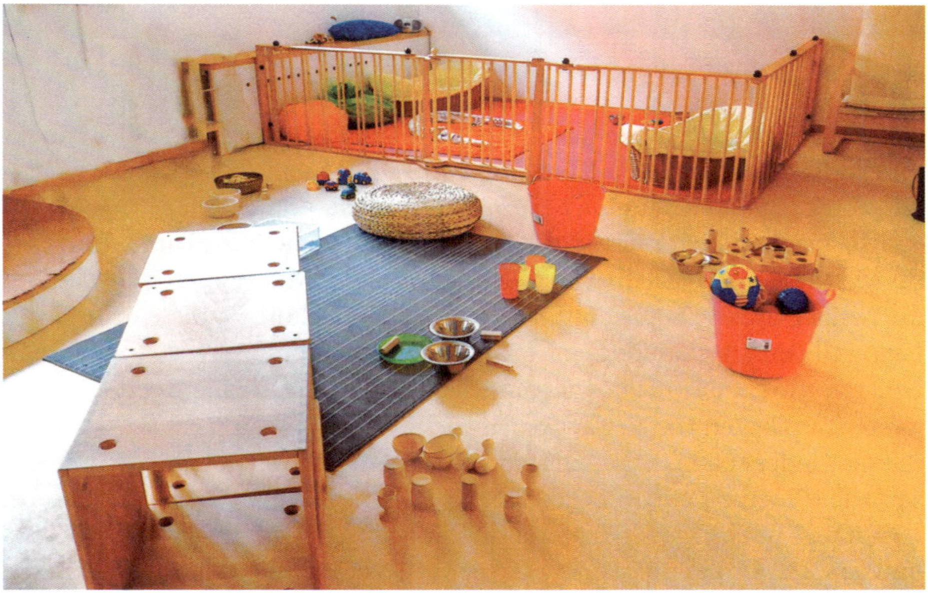

Flexibel eingerichtete Räume zweier Krippen. Die Bereiche für Kinder unterschiedlicher Entwicklungsstufen sind voneinander abgetrennt, ebenso der Essbereich im Hintergrund von Foto 45.

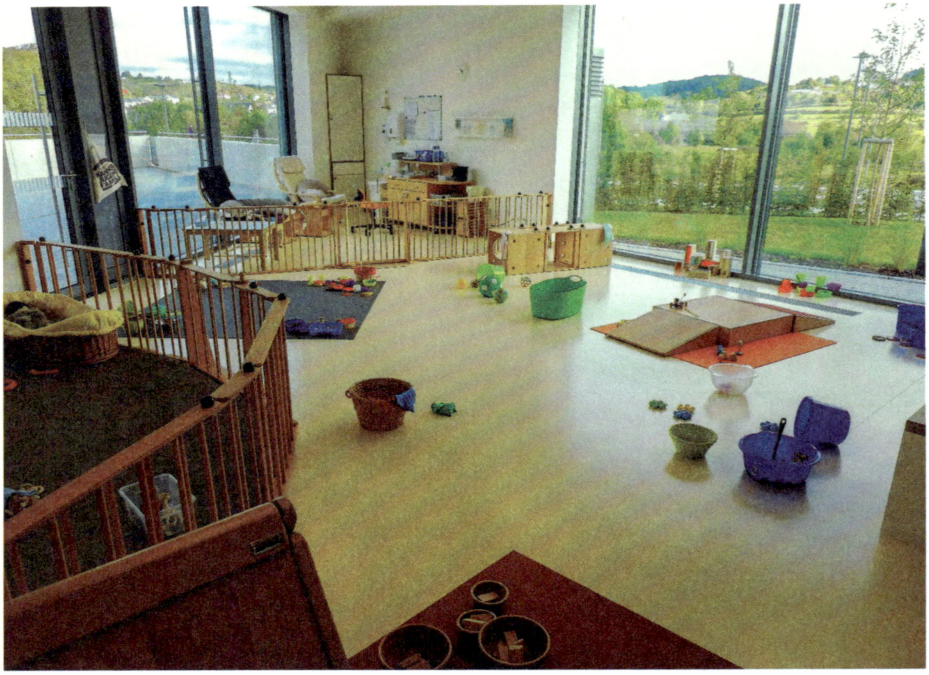

45

schehen, hat aber Konsequenzen für die Dienstpläne. Wie die Räume vorzubereiten und an den sich schnell wandelnden Entwicklungsstand der Kinder anzupassen sind, sollte anhand prägnanter Beobachtungen immer wieder zwischen den Pädagoginnen besprochen werden. (Fotos 43–45)

Selbstverständlich müssen die Spielmaterialien auch im Laufe des Tages immer wieder neu geordnet werden – sei es in der Mittagszeit oder während die Kinder draußen spielen. Im Krippenalter sind die Kinder nicht in der Lage, selbständig aufzuräumen. Sie können zur Mithilfe eingeladen werden. Doch geschieht das nicht drängend, sondern im Vertrauen auf die Freude daran, Tätigkeiten von Erwachsenen nachzuahmen. Was Pflichten sind, verstehen Kinder erst im Schulalter, deshalb ist es falsch, Krippenkinder mit Sätzen wie diesen zu einem ihnen noch unverständlichen Tun aufzufordern: »Du musst noch …«; »Erst wenn du das und das gemacht hast, gibt es das und das …«. Um es mit der Psychologin Anna Tardos zu sagen: »Die Erzieherin beginnt am besten ganz selbstverständlich mit dem Aufräumen, erwartet nichts vom Kind, sondern freut sich gegebenenfalls über dessen spontanes Mitmachen. So entsteht die Möglichkeit, dass ein Kleinkind beim Ordnen der Spielsachen die Freude gemeinsamen Tuns erlebt. Wurde es im Vorschulalter nicht gedrängt, nach jedem Spiel allein aufzuräumen, wird es sich später umso leichter dazu bereitfinden.«

Raumgestaltung und Bewegungsentwicklung

Die freudige Intensität des selbständigen Spielens hängt nicht vom Stand der Bewegungsentwicklung ab. Ob das Kind schon sitzt oder noch auf dem Boden liegt, bestimmt nicht das Niveau und die Komplexität seines Spiels. Vielmehr kommt es auf die Sicherheit an, mit der sich ein Kind bewegt. Ein Säugling, der in Bauchlage gelegt wird, obwohl er sich selbst noch nicht drehen kann und dazu noch nicht reif ist, kann seine Arme und Hände nur zum Abstützen, nicht aber zum Erkunden von Gegenständen nutzen. Verfrühte Bauchlage behindert die regelrechte Spiel- und Bewegungsentwicklung. Ein Kind, das sich nicht selbständig aufsetzt, sondern hingesetzt wird, muss seine gesamte Aufmerksamkeit und Kraft auf den Erhalt seines Gleichgewichts konzentrieren und kann sich daher nur kurz mit einem Spielobjekt beschäftigen. Wenn sich ein Kind dagegen ohne Hilfe die Bauchlage oder das Sitzen erarbeitet hat, ist seine Muskulatur so kräftig und sein Gleichgewicht so sicher, dass es dem Spiel seine ganze Aufmerksamkeit widmen wird. Ein Kind, das seine Bewegung frei und im eigenen Rhythmus entwickelt, findet leichter in ein Spiel.

Kleine Kinder verweilen nach den Forschungen von Anna Tardos im Durchschnitt nicht länger als zwei bis zweieinhalb Minuten in einer Position. Auch Kleinstkinder, die das Sitzen schon selbständig erreicht haben, bleiben nicht lange in dieser Stellung, sondern bewegen sich durch den Raum: Sie krabbeln oder robben ein Stück, legen sich hin, um sich auszuruhen oder strecken sich aus, um einen Gegenstand zu erreichen; sie setzen sich in unterschiedlichen Varianten auf oder versuchen, sich an Möbeln zum Stehen hochzuziehen; auf verschiedene Weise überwinden sie kleine Hindernisse. Deshalb sollte die Spielumgebung stets ausreichend Raum und entsprechende Bewegungsmaterialien bieten. Diese dürfen die kleinen Kinder weder unter- noch überfordern. Anfänglich ist ein geschützter Platz zum Liegen und zum Drehen erforderlich, später, wenn das Baby sich fortzubewegen beginnt, eine größere Fläche, bald auch kleine Erhöhungen, um darüber zu robben oder zu krabbeln. Im weiteren Verlauf sollten Möglichkeiten zum Durchkriechen,

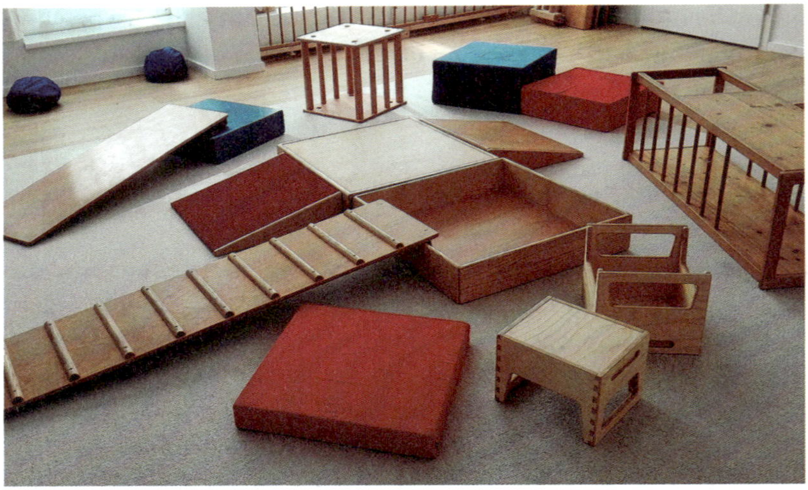 47

Auswahl an Bewegungsmaterialien

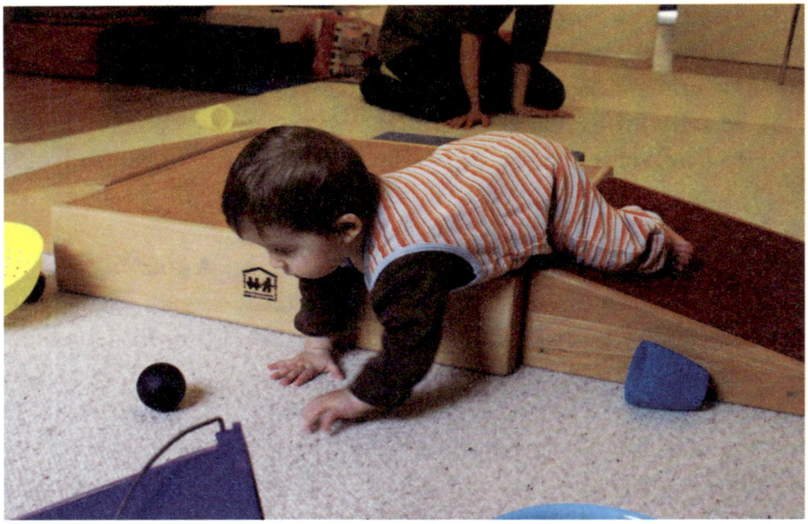 46

Sobald die Kinder zu robben und zu krabbeln beginnen, freuen sie sich über passende Bewegungsangebote zum Klettern und Durchkriechen.

Klettern, zum Schieben, Hochziehen und Entlanggehen bereitgestellt werden, allesamt so beschaffen, dass sie ohne Hilfe von Erwachsenen genutzt werden können. Da im Krippenalter Spiel und Bewegung eng miteinander verknüpft sind, ist es ratsam, Bewegungs- und Spielmaterialien in einem Raum anzubieten, anstatt zu bestimmten Zeiten in einen separaten Bewegungsraum zu gehen. (Foto 46, 47)

Freies Spiel im Außengelände

Das Außengelände einer Krippe soll ebenso wie der Gruppenraum zum selbständigen und kreativen Spiel einladen. Dabei geht es nicht einfach um frische Luft. Krippenkinder brauchen einen abgegrenzten, überschaubaren Teil des Gartens, ideale wäre für jede Gruppe ein eigenes Areal. Entscheidend ist nicht die pure Größe des Außengeländes, sondern dessen übersichtliche und

48

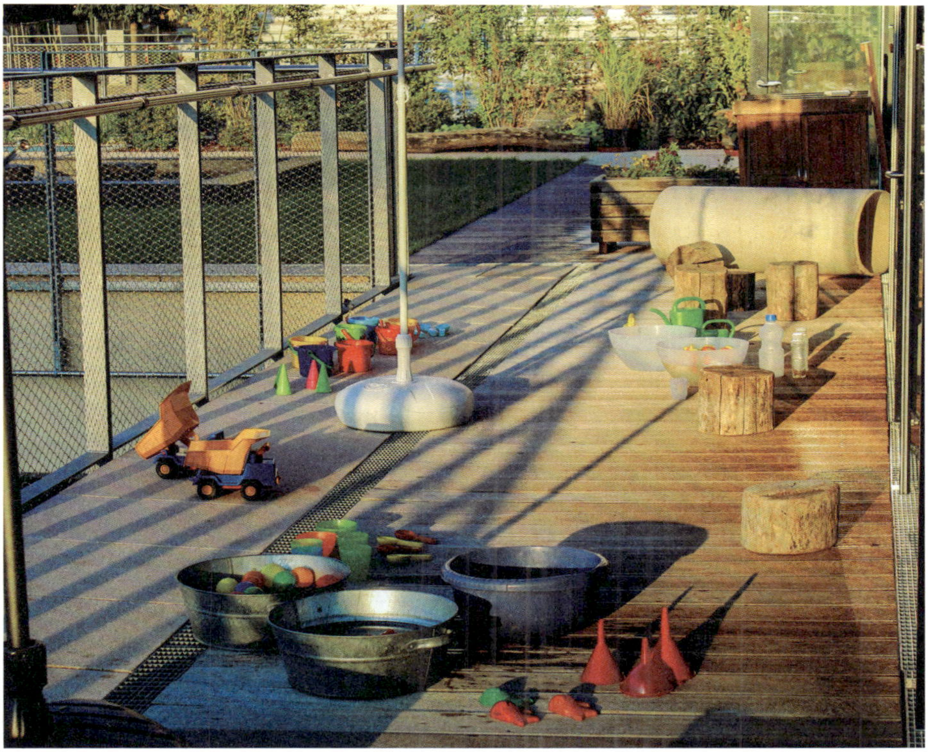

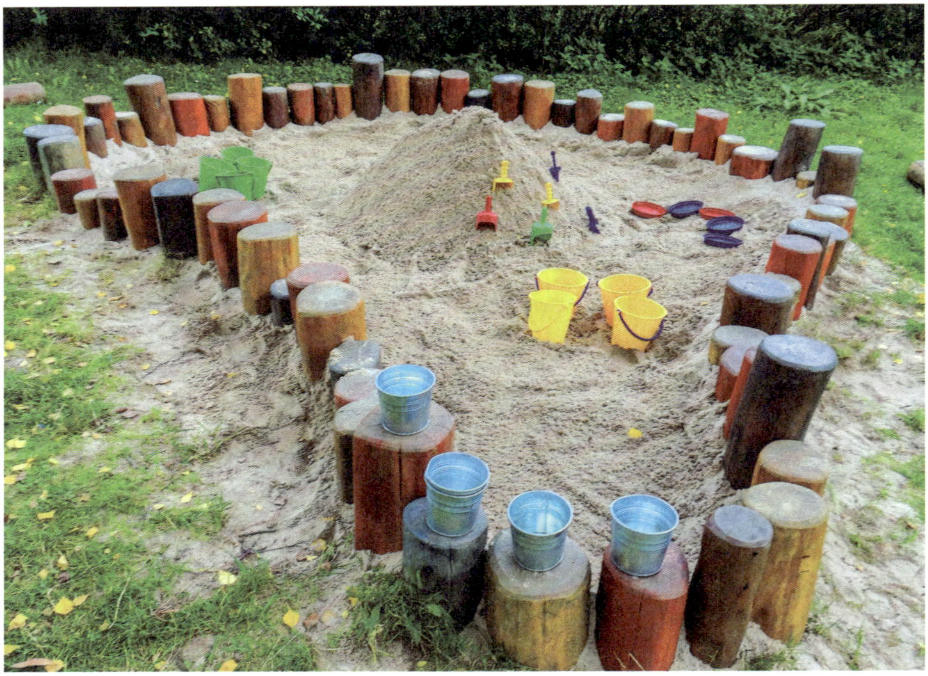

49

sichere Gestaltung. Nur dann ist es möglich, dass die Kinder ihrem Bewegungsbedürfnis frei folgen können.

Ein großer Sandkasten mit Sonnenschutz sowie Bewegungsmaterialien in niedriger Höhe (kleine Kletterrundbögen oder Quader, Baumstämme zum Balancieren) gehören zu den wichtigsten Angeboten, ein Holzhäuschen, vielleicht ein kleiner Hügel und eine kleine Wiese bieten vielfältige Spiel- und Bewegungsmöglichkeiten. Schaukeln und höhere Rutschen gehören nicht ins Außengelände einer Krippe. Sie bergen Gefahren und erfordern das Mitwirken von Erwachsenen, weil die Kinder noch nicht allein schaukeln und die Rutsche nur dann benutzen können, wenn ein Erwachsener den Ablauf beaufsichtigt und reguliert.

Auch die Spielmöglichkeiten, die im Freien angeboten werden, müssen vorbereitet werden. Noch bevor die Kinder den Garten betreten, kann man Schaufeln, Eimer, Förmchen und andere beliebte Sandspielsachen in einen vorher aufgehäuften Sandberg stecken oder an dessen Rand legen; desgleichen können Puppen auf Decken, Schüsseln, Besen, Schubkarren, Kipplaster, Autos oder andere Dinge bereitgestellt werden. (Fotos 48–50)

Beliebte Fahrzeuge wie Bobby Cars, Lauf- oder Dreiräder – in ausreichender Anzahl – können an einem dafür bestimmten Platz den Kindern angeboten werden, jedoch nur für einen begrenzten Zeitraum, damit genügend Zeit für Spiele mit Wasser, Sand, Blättern oder Steinchen bleibt.

Es ist hilfreich, wenn die Spielgegenstände in einem Gartenhäuschen aufbewahrt werden, so dass die Pädagoginnen ohne lange Wege Materialien ergänzen oder austauschen können. Es erleichtert den Alltag im Garten, wenn die Kinder dort auch essen und schlafen können und zudem eine Möglichkeit zum Wickeln oder zum Auf-den-Topf-gehen vorhanden ist. Wünschenswert ist deshalb eine überdachte Terrasse.

50

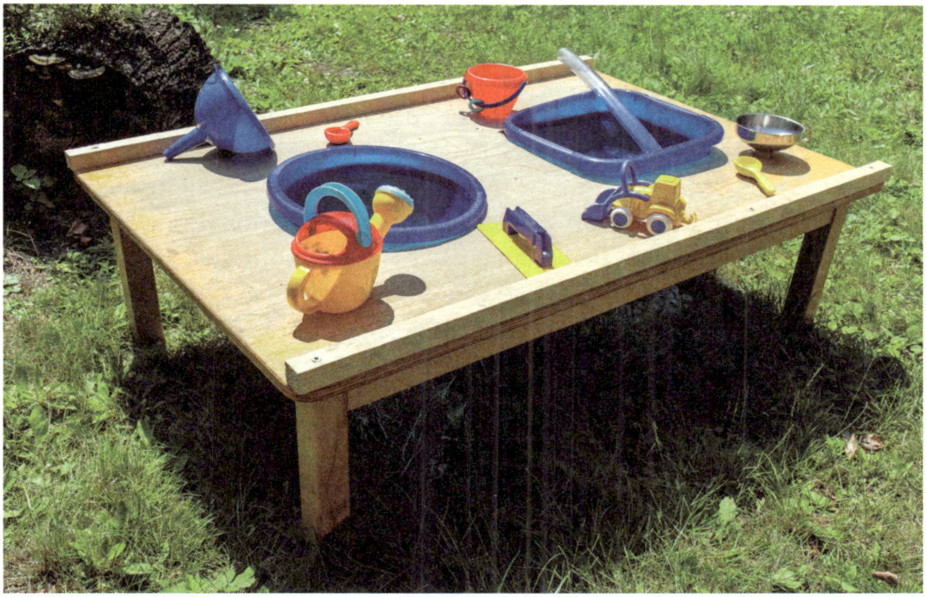

Spielbereiche im Freien: Auch das Spiel im Sand, auf der Terrasse oder am Wassertisch will vorbereitet sein.

Geborgenheit und freies Spiel

Ein Kind, das sich geborgen fühlt und dessen körperliche Grundbedürfnisse befriedigt sind, kann mit Freude spielen und aktiv sein. Erst auf der Basis einer verlässlichen und stabilen Beziehung zum Erwachsenen, die in einer längeren Eingewöhnungszeit bei der Aufnahme in eine Krippe entsteht, entwickelt das Kind Vertrauen. Ist der Erwachsene anwesend, innerlich präsent und dem Kind gegenüber aufmerksam, fühlt sich dieses sicher und kann in ein eigenaktives Spiel finden.

Wenn der Erwachsene vor allem das Zusammensein mit dem Kind während der Pflege, des An- und Ausziehens und der Mahlzeiten für eine warmherzige, dialogische Begegnung nutzt, kann eine verlässliche Beziehung entstehen. Durch die täglich wiederkehrenden Situationen zwischen dem Kind und ihm vertrauten Personen entstehen die emotionale Sicherheit und Geborgenheit, aufgrund derer das Kind in der Lage ist, ohne die nahe Begleitung von Erwachsenen in der Kindergruppe zu spielen. Fehlt die sichere emotionale Beziehung, versiegt die kindliche Spielfreude, und die Aktionen des Kindes gleiten ins Oberflächliche oder Destruktive ab. Sofern das Spiel eines Kindes in der Gruppe nicht die erwünschte innere Ruhe zeigt, ist immer auch zu fragen, ob eine Unsicherheit im Kontakt zu den Erwachsenen besteht. Man kann dann beispielsweise die Pflege- und Essenssituationen daraufhin überprüfen, ob jedes Kind ausreichend Zuwendung findet. Einzelne Kinder, die vielleicht besonders bedürftig erscheinen, können vorübergehend eine etwas längere Zeit der Pflege und damit verbundener Zuwendung bekommen, damit sie mehr Vertrauen zum Erwachsenen aufbauen.

Eine besondere Situation ist das Einleben eines neu angemeldeten Kindes in die Gruppe. Weil nicht jedes Kind von zu Hause her daran gewöhnt ist, frei und selbstbestimmt zu spielen, muss es unter Umständen die Freude am eigenen Tun erst entdecken. Dabei kann die Pädagogin helfen, wenn sie dem Kind Spielzeuge in seine unmittelbare Nähe legt, die sein Interesse wecken könnten, und sie bei ihm bleibt, auch wenn es zu spielen begonnen hat. Der Erwachsene kann Vorschläge machen, helfen, das passende Spielzeug zu finden, oder ein beginnendes Spiel mit passenden Objekten, die er dazu holt, unterstützen. Dabei spielt nicht die Pädagogin, vielmehr erleichtert sie es dem Kind, in sein Spiel zu finden.

Auch lange nach dem Einleben fällt manchen Kindern das morgendliche Ankommen in der Krippe schwer. Oft stehen sie am Rand und beobachten das Geschehen, bevor sie sich selbst einem Spiel oder anderen Kindern zuwenden. Diese Situation kann die Pädagoginnen veranlassen, dem Kind Spielzeug anzubieten oder Vorschläge zu machen. Falls das Kind jedoch nur Zeit braucht, um seinen eigenen Weg in die Gruppe zu finden, sollte man sich mit schnellen Angeboten zur Überbrückung einer Unsicherheit oder nur eines Verweilens zurückhalten. Kinder, die sich aus eigener Initiative zu einer Tätigkeit entschließen, spielen vertiefter und ausdauernder als diejenigen, die auf Angebote von außen reagieren. Auch im Abwarten kann sich der Respekt des Erwachsenen vor dem Kind ausdrücken.

Natürlich gibt es auch Kinder, die immer wieder die Nähe des Erwachsenen suchen. Alle Kinder mögen es, sich an den Alltagshandlungen des Erwachsenen zu beteiligen, beispielsweise den Tisch zu decken, Blätter im Garten einzusammeln oder Puppenkleider zu waschen. Kindern, die mit der Eingewöhnung Schwierigkeiten haben oder nicht leicht in ein Spiel finden, hilft es besonders, sich in der Nähe des Erwachsenen aufzuhalten und sich dessen Tätigkeiten anzuschließen.

Des Weiteren benötigen die Kinder in der Gruppe im Allgemeinen Begleitung im Fall von Konflikten, die sich häufig um den Gebrauch von Spielzeug drehen. Die Kinder sind in dieser Phase ihrer Entwicklung noch nicht reif zum Teilen, und die Regel, dass derjenige ein Spielzeug behalten darf, der gerade damit spielt, muss lange vermittelt und eingeübt werden. Das ausgleichende Reagieren der Pädagogin auf diese klein erscheinenden, für die Kinder jedoch großen Konflikte trägt viel zur inneren Sicherheit der Kinder und zu einer guten Atmosphäre in der Gruppe bei.

Das Wort begleiten sollte nicht als lässiges gelegentliches Hinschauen und Aufmuntern missverstanden werden. Vielmehr beinhaltet es die respektvolle, nicht direktive Nähe – so, wie sie der Philosoph Martin Buber 1923 in seinem Buch »Ich und Du« beschrieb: »Einen Menschen begleiten heißt, eine Beziehung eingehen. Begleiten ist nicht, dem anderen den Weg zu zeigen. Begleiten ist, bei dem Menschen zu sein.«

Zum Weiterlesen

Aly, Monika: *Mein Baby entdeckt sich und die Welt. Kindliche Entwicklung achtsam begleiten nach Emmi Pikler*, Kösel Verlag, München 2015

Aly, Monika, Werner, Anja: *Bewegung in der Krippe*, in: TPS 6/2015, S. 16-19

Bareis, Alfred: *Vom Kritzeln zum Zeichnen und Malen*, Auer Verlag, Augsburg 2011

Czimmek, Anna.: *Emmi Pikler. Mehr als eine Kinderärztin*, P. Zeitler Verlag, München 2015

Franz, Margit: »*Heute wieder nur gespielt« – und dabei viel gelernt!*, Don Bosco Verlag, München 2016

Gilles-Bacciu, Astrid, Heuer, Reinhild (Hrsg.): *Pikler. Ein Theorie- und Praxisbuch für die Familienbildung*, Beltz Verlag, Weinheim 2015

Kietz, Gertraud: *Das Bauen des Kindes. Vorstufen des Bauens.* Eine Hilfe für Eltern und Erzieher, Kösel Verlag, München 1967

Metzger, Roland K.: *Orientierung in der Welt*, in: TPS 5/2012, S. 4-7

Pichler-Bogner, Daniela: *Pikler-Spielraum für Bewegung und selbständiges Entdecken*, Pikler-Hengstenberg-Gesellschaft, Österreich, 2006 (Bestelladresse: pichler-bogner@chello.at)

Pikler, Emmi: *Friedliche Babys – zufriedene Mütter. Pädagogische Ratschläge einer Kinderärztin*, Herder Verlag, Freiburg i.Br. 2009

Pikler, Emmi: *Lasst mir Zeit. Die selbständige Bewegungsentwicklung des Kindes bis zum freien Gehen*, Pflaum Verlag, München 2010

Pikler, Emmi, Falk, Judit, Tardos, Anna u.a.: *Miteinander vertraut werden. Erfahrungen und Gedanken zur Pflege von Säuglingen und Kleinkindern.* Herder Verlag, Freiburg i.Br. 2013

Seitz, Rudolf: *Zeichnen und Malen mit Kindern. Vom Kritzelalter bis zum 8. Lebensjahr*, Don Bosco Verlag, München 1990

Seitz, Rudolf: *Was hast du denn da gemalt?* Don Bosco Verlag, München 1995

Wüstenberg, Wiebke, Schneider, Kornelia: *Die Bedeutung des freien Spiels in der Pikler-Pädagogik*, in: TPS 1/2015, S. 28-31

Schriftenreihe der Pikler Gesellschaft Berlin

Marian Reisman: *Beziehungen*. Fotografien, mit einer Einführung von Anna Tardos, 1991.

Maria Vincze: *Schritte zum selbständigen Essen*. Mit einem Beitrag von Anita Dries, 3. Aufl. 2008.

Eva Kállo, Györgyi Balog: *Von den Anfängen des freien Spiels*. Mit Fotografien von Marian Reismann, hrsg. von Ute Strub und Anke Zinser, 5. Aufl. 2013.

Das kleine Kind mit Down-Syndrom. Beiträge zu einem Symposium der Pikler Gesellschaft Berlin, mit Beiträgen von Renate Wolff, Monika Aly u. a., 2. überarb. Aufl. 2016.

Margret von Allwörden, Marie Wiese: *Vorbereitete Umgebung für Babys und kleine Kinder*. Handbuch für Familien, Krippen und Krabbelstuben, 4. Aufl. 2013.

Anna Tardos und Anja Werner (Hrsg.), *Ich, Du und Wir*. Frühes soziales Lernen in Familie und Krippe. 2. Aufl. 2014.

Ute Strub und Anna Tardos (Hrsg.): *Im Dialog mit dem Säugling und Kleinkind*, 2. Aufl. 2011.

Judit Falk, Monika Aly: *Beobachten, Verstehen und Begleiten. Entwicklungsdiagnostik nach Pikler*, mit Fotografien von Marian Reismann, 2. Aufl. 2012.

Judit Falk und Maria Vincze: *Abschied von der Windel. Die Kontrolle der Schließmuskeln und die Entwicklung des kindlichen Selbstbewusstseins*, aus dem Französischen übersetzt und eingeleitet von Herbert Grundhewer, 2. Aufl. 2014.

Emmi Pikler: *Lasst mir Zeit. Die selbständige Bewegungsentwicklung des Kindes bis zum freien Gehen*, München 2009. Gebundene Sonderausgabe bei der Pikler Gesellschaft.

Monika Aly: *Mein Kind im ersten Lebensjahr. Frühgeboren, entwicklungsverzögert, behindert oder einfach anders?* Antworten für Eltern, Heidelberg 2002; Neuauflage 2011 bei der Pikler Gesellschaft.

Freude an der Bewegung. Die ersten anderthalb Jahre. DVD.

Filmverzeichnis

Freude an der Bewegung. Die ersten anderthalb Jahre, Pikler Gesellschaft Berlin (35 €).
Tardos, Anna, Szántó, Ágnes: *Sich frei bewegen* (DVD auf Deutsch, Englisch, Ungarisch und Französisch mit Textheft). *Wege der Entfaltung*, München 2010 (39,50 €).
Tardos, Anna, Appell, Geneviève: *Die Aufmerksamkeit des Säuglings während des Spiels* (DVD auf Deutsch, Englisch, Ungarisch und Französisch mit Textheft), Wege der Entfaltung, München 2012 (39,50 €).
Kálló, Éva, Mózes, Eszter: *Spiel, Tätigkeit, Denken* (1. Teil), Pikler-Lóczy Gesellschaft Ungarn, 2014 (37,50 €).
Kálló, Éva, Mózes, Eszter: *Spiel, Tätigkeit Denken* (2. Teil), Pikler-Lóczy Gesellschaft Ungarn, 2016 (37,50 €).

Bezugsquellen

Für Bewegungs- und Spielmaterial:
www.basisgemeinde.de
www.spielzeugmacher.at

Für die Schriftenreihe der Pikler Gesellschaft Berlin e.V.:
www.pikler.de

Für Videos und weitere Literatur:
www.pikler.hu
www.we-ev.de
www.pikler.de
www.pikler-hengstenberg.at

Bildnachweis

Arcus-Krippe, Luxembourg: Bild-Nr. 43–45;
Alfred Bareis, Vom Kritzeln zum Zeichnen und Malen: 31;
Josefine Bieler: 5–7, 10, 12, 17, 18, 21, 25, 46;
Barbara Fahle: 11;
Christian Henkel: 3, 9, 13, 22–24, 47;
Gertraud Kietz, Das Bauen des Kindes: 27–29;
Rudolf Seitz, Was hast Du denn da gemalt: 30;
Spielraum der Pikler Gesellschaft Berlin: 39, 40;
Städtische-Rosel-und-Josef-Stock-Kindertagesstätte, Wiesbaden: 35–37, 41, 42, 48, 50;
Wiegestube Sonnenschein, Der Hof, Frankfurt a.M.-Niederursel: 38, 49.

Nicht in allen Fällen ist es uns gelungen die Urheber der hier abgebildeten Fotografien zu ermitteln. Wir bitten diese Urheber mit der Redaktion Kontakt aufzunehmen

Zu den Autorinnen

Anke Zinser ist Erzieherin und Ergotherapeutin. Sie war als Leiterin einer Kindertageseinrichtung mit Krippengruppen und als Mitarbeiterin der Berliner Senatsjugendverwaltung tätig. Als Pikler-Pädagogin bietet sie Beratung und Fortbildungsseminare für Kleinkindpädagogen an.

Anja Werner ist Kinder-Physiotherapeutin, niedergelassen in eigener Praxis in Berlin. Als Pikler-Dozentin leitet sie Fort- und Weiterbildungen für Krippenerzieherinnen, Eltern-Kind-Gruppenleiter-innen, Physio- und Ergotherapeuten.

Monika Aly ist Kinder-Physiotherapeutin, systemische Beraterin und Pikler-Dozentin. Sie bietet Elternberatung für Kinder mit Entwicklungsproblemen, Fallsupervisionen in therapeutischen Teams, Weiterbildung für Pädagogen und Therapeuten an.